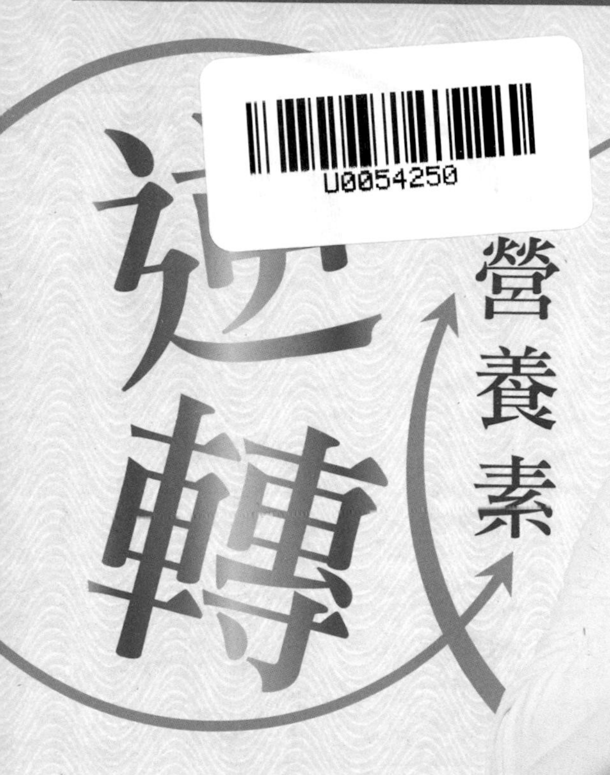

逆轉營養素

莊武龍 醫師 著

營養應用醫學診療室
調理改善大小毛病的 **控糖筆記**

吃下的食物，營養真的有被吸收嗎？

掉髮　關節炎　骨質疏鬆　失智症　心衰竭　糖尿病

身體病症不斷，
是因為你吃錯了

新陳代謝科專業醫師的營養療法
讓**營養上桌，疾病下課**！

目錄 Contents

乾眼症、掉髮、傷口難癒合，就是營養失衡！

因為營養缺乏的症狀，非常多樣化，沒有營養評估經驗的醫療人員，很難從症狀聯想到是營養缺乏所造成的問題！

Chapter 2

失控糖癮？——內分泌與代謝症候群的控糖筆記

甲殼類動物含碘量高，平日食用幾隻蝦或一隻蟹，不至於超過碘攝取量一天的上限值，但過多就有可能失控……。

Chapter 3

健康靈活不卡關——骨骼與關節的硬道理

現代人很少會缺乏維生素K，但大多工作與活動都在室內的人，再加上飲食不均衡，可能都有維生素D缺乏的症狀。

目錄 Contents

起身爬起，眼前發黑——貧血、低血壓與心衰竭病變

一般容易出血、瘀青的症狀，聯想到的是維生素K不足，若加上毛髮變化與姿勢性低血壓，就可能是維生素C不足的情形。

【推薦序二】

老症頭，原來是缺少營養的症狀

物資充沛的時代，要說許多人仍存在營養不良問題，很多人一定都不敢相信，只覺得常常吃大餐，甚至吃過頭了，體重也重了，怎麼可能還有營養素缺乏的問題呢？

從細節中發現用心的「營養醫師」

但我們都忽略掉在這些被選擇的食物裡，真的有吃到人體所需要的營養素嗎？而吃不夠那些營養素，會產生什麼樣的症狀，大部分的人也不清楚，所以常常在身體不舒服的時候，只想要看醫生拿「藥」，暫時緩解了症狀，但往往不見得有解決到問題的根本。許多症狀不是細菌或病毒所造成，而是因為某項營養素的缺乏，才成為大家口中的「老症頭」。

在這邊也分享我的病人經驗，她是一位飲食觀念還算不錯的糖尿病患者，血糖控制得也不錯，但就是很常感冒，免疫力很差，因此她決定上網查「如何增加免疫力」，查到了一些增強免疫力的食物，開始勤勞的補充，但一陣子過後還是免不了一兩個月就去診所報到的窘境，直到某天經由莊醫師的建議，懷疑會不會是維生素D缺乏導致，而抽血檢驗結果，發現她的維生素D嚴重缺乏，這讓她非常訝異，因為自己算是一個在乎營養均衡的人，經過補充維生素D之後，感冒的症狀就有逐漸減少，她也深刻了解到，「診斷營養素缺乏」能力的重要性。

吃是一種享受，營養完整了吃的美好

本書的一大優點在於透過生動又平易近人的小故事，那些事就好像會發生在你我的周遭一樣，透過主角所發生的症狀來細細推論，原來是哪些營養素的缺乏而導致這些症狀。顛覆以往以主題式的營養素書籍來長篇大論，由症狀反推回去，讓大家都能輕鬆的閱讀與快速的理解，原來讀營養書籍也不會那麼枯燥乏味，而且讀到欲罷不能，因為太想看看是否你我或是周遭朋友也曾經發生一樣的問題了！

讀到這裡，想想自己在忙碌的生活中，真的有用食物善待自己的身體嗎？有沒有忽略掉自己身體哪些看似無傷大雅的小毛病，那些你我口中的「老症頭」，到底會不會是因為營養素缺乏，所以身體在小小的抗議呢？快看下去妳就會明白，相信妳也一定能有收穫。

身為營養師的我，一直秉持著這樣的觀念：「吃東西是一種享受，但營養更完整了吃東西的美好！」這樣的一本營養好書，絕對適合收藏，可以當成居家營養工具書，也能讓您細細觀察關於營養素的小秘密。

「糖寶寶的甜蜜人生」
專欄作家、營養師
王思予

【推薦序二】

找不出原因的病症，營養素來解！

莊武龍醫師是內分泌新陳代謝科的專科醫師，平常就非常注重細節，而且對於任何可以解決病人困擾的學問，都非常投入。

就這本《逆轉營養素：營養應用醫學診療室，調理改善大小毛病的控糖筆記》而言，他破解了一些找不到病因的煩人症狀，透過他細心的案例解析，了解營養素和這些疾病的關係，迅速找到改善疾病症狀的切入點，從而幫助病人回復正常的健康狀態。

在現代繁忙的社會中，除了飲食方面的調整，很多新陳代謝相關的疾病都需要正確的飲食觀念介入，才可以得到很好的控制，而這一本書正點出了在這麼多的飲食觀念中，所缺乏的營養素相關的理念。

內分泌新陳代謝科門診，平常在診療骨質疏鬆的病人時，基本上都會去測病人體內維生素D的濃度，經常發現很多吃全素食少曬太陽的病人，身上其實都有非常嚴重的維生素D的缺乏，透過這些關鍵維生素的補充，就可以讓病人的症狀進一步得到緩解。我想具備這樣的知識，是除了專科重要的學問以外，也應該是一般民眾需涉獵的健康觀念。

透過莊武龍醫師深入淺出的文字敘述，民眾對於自己身體健康的奧秘，可以更深一步的了解和掌握。當然專科醫師的診治和建議是基本的方向，而這些營養素的面向，或許可以提供醫師一些參考，讓病人的疾病得到全方位的管理。

彰化基督教醫院內分泌
新陳代謝科主治醫師
杜思德

【推薦序三】

不用藥的營養療法，改善身體大小毛病

想必瀏覽過武龍醫師「控糖筆記：專業圖解糖尿病及甲狀腺衛教網站」的讀者，都會相當驚艷，不僅個人收穫滿滿，更會主動介紹親朋好友加入網站社群，一起來挖寶！

如今更多讀者有福了，武龍醫師已將其智慧心血集結成書《逆轉營養素：營養應用醫學診療室，調理改善大小毛病的控糖筆記》，讓「控糖筆記」升級再進化，擴散更大的知識穿透力，形塑正向的健康轉換能量。個人很榮幸能搶先拜讀《逆轉營養素》一書，學習如何讓「營養上桌、疾病下課」！本書為武龍醫師精心研發的不用藥的營養療法，也是穩定血糖、甲狀腺，改善身體大小毛病的最佳控糖筆記。

深入淺出，健康生活上的好幫手

《逆轉營養素》一書相當實用，武龍醫師以深入淺出的筆法，將複雜的醫學知識轉換成生動的日常案例，詳加解析生活周遭大小事，身體病症不斷，有可能是吃錯了，例如過敏、掉髮、傷口發炎，原來是營養失衡！

又或者，維生素A過量會引發關節腫大、維生素C過多會導致腎結石、維生素D缺乏會造成骨質疏鬆，另低血鈣與腳麻抽筋有關、葉酸缺乏與視神經病變有關、維生素B_1不足與心衰竭有關……。

藉由《逆轉營養素》武功秘笈，讀者可快速學習五大要領：熟悉內分泌與代謝症候群的控糖筆記，瞭解骨骼與關節的硬道理，透視情緒、失智與神經病變，並關注貧血、低血壓與心臟衰竭等病變。

最後，很感謝武龍醫師不忘行醫濟世初衷，在繁忙醫務之餘，熱心推廣衛生教育新知，嘉惠造福更多民眾。誠心推薦這本好書，它將是每個人健康生活上的好幫手！

國立政治大學財政學系教授
衛生福利部全民健康保險會主任委員
周麗芳

【推薦序四】

逆轉舊觀念，導正營養素的偏見

非常高興收到武龍醫師要出書的消息，也很榮幸受邀為這本《逆轉營養素：營養應用醫學診療室，調理改善大小毛病的控糖筆記》一書寫序。

我對武龍醫師能有深刻的認識，是因為他在糖尿病衛教學會的「講糖」專家開講，常用幽默詼諧、輕鬆易懂的文字來解釋糖尿病。甚至在他的「控糖筆記」部落格，以他專業的內分泌新陳代謝科背景，針對控制糖尿病及保護健康的議題做了許多心得筆記，觸角甚至延伸到甲狀腺、血脂代謝，及其它內分泌代謝常見的疾病的相關資訊和醫學新知，其呈現的方式不僅止於文字，並且常以生動活潑的圖片或動畫來分享。

這本書描述了營養素如何逆轉，所謂「藥補不如食補，藥養不如食養」，而營養素的攝取不當，亦可能徒勞無功或造成傷害。事實上，本書也不離武龍醫師原本的風格，而且還提升到「如何不用藥就療癒大小疾病」的境界，形同養生醫學或預防醫學的概念，誠如《黃帝內經》中所提出：「上醫治未病，中醫治欲病，下醫治已病。」武龍醫師在每個主題，都會以實際案例切入，讓讀者能夠感同身受，很快進入彷彿虛擬實境般，能夠深刻體會，進而學習如何正確運用，以達到健康的守護。

「未病」之前，做好預防！

雖然台灣已實施傲視全球的全民健保，嘉惠了許多國人，但健保主要還是著力在治療的層次，而我們不單單要健保制度，更希望能靠非藥物的方式，來保有我們的健康。甚至在「未病」前，就有能力及方法來做預防工事。面對目前人口老化及少子化的趨勢，過去「養兒防老」的觀念已經落伍，如果我們每個人都具備有自我健康管理的能力，運用本書所提供的各種情境問題及應對方法，自我實踐照顧管理自己的健康，相信一定可以撙節醫療費用的支出，預防重症的發生。

從這本書，我看到武龍醫師的用心，他希望藉由逆轉營養素的概念，一方面導正國人對營養素的刻板印象及偏見；一方面逆轉過去「重醫療，輕照護」的舊觀念。面對未來，我真誠期待國人在健康照護上，藉由本書所記錄著武龍醫師在過去的諸多臨床經驗及處理過程，能有新的思維及做法。俾使每個人在健康的道路上，做得更好，走得更遠。

台北馬偕紀念醫院內分泌暨
新陳代謝科資深主治醫師
馬偕醫學院醫學系助理教授
簡銘男

【自序】
從今起，讓營養上桌，疾病下課！

醫療人員平常照顧住院或門診患者時，患者能透露給醫療團隊的是不舒服的症狀，可是他們卻無法告訴你，這些症狀可能是缺乏了哪些營養素所造成？

從症狀入手，找到營養缺失關鍵

舉例來說，老是為關節疼痛所苦的患者，除了懷疑痛風、檢驗血液的尿酸濃度之外，還有其它營養問題造成的致病因素，也是可以考慮進來的選項。

要從書籍或網路找到缺乏某一種營養素，會有哪些症狀，是很簡單的一件事，相反地，想要知道某一個症狀可能是缺乏哪些營養素，卻具有難度。醫療工作者必須要研讀過很多醫療研究文獻，才有辦法知道如何更有效地做營養分析。

《逆轉營養素：營養應用醫學診療室，調理改善大小毛病的控糖筆記》這本書藉由三十個案例說明，如果有書中這些案例的症狀時，可能會缺乏的營養素有哪些。

透過案例的故事，還可以讓讀者輕易地了解到，產生這些營養素缺乏的背景因素是什麼。讀者或是醫療人員可以從這些案例的學習，幫助更多的患者找到他們潛藏的營養問題。更重要的是，本書還針對臨床檢驗會遇到的盲點作特別說明，避免醫療人員誤判檢驗分析的結果。

不藥可解，帶來療癒新希望

雖然有些營養缺乏導致的臨床症狀以及案例，並不常見，但是對於患者而言，能多幫忙他們找出一個致病的原因，他們就多了一個希望。

一個疾病或症狀的產生，會有很多的致病原因，營養問題只是其中的一環。

當初撰寫本書的用意，並不是要指出所有的疾病或症狀，全用飲食跟營養介入做調整就可以治癒。主要立意在於，讓讀者或醫療人員針對單一症狀或疾病，學習到跟此一症狀相關的營養問題有哪些。因此，希望透過《逆轉營養素》醫療知識整理，讓更多患者發現他們潛藏的營養問題，並進一步更有效地改善症狀。

在此，我要感謝周麗芳教授，鼓勵我將臨床心得寫成書籍出版，讓更多人受惠。也感謝醫界的師長與同業，常常給予我很多用心的指導與回饋。

最後，要特別感謝爸爸、媽媽、大哥、大嫂、姊姊、姊夫、岳父、岳母以及老婆的支持。因為有你們的支持，減輕了我的負擔，讓我經過了長時間的撰寫，終於讓本書得以完成。

現在，就一起讓營養上桌，疾病下課，找回健康的身體。

葉武龍

Chapter 1

乾眼症、掉髮、傷口難癒合，就是營養失衡！

大家都知道缺鐵會造成貧血，但是體內缺鐵，身體不一定會產生貧血的現象。

另外，嚴格執行素食的人，長期的飲食只有豆腐、米飯、馬鈴薯或豆製品的話，也會發生缺乏維生素 A 的情形……。

01

皮癢危機
我的身體有小蟲子在爬！

有次工作，佩珊突然覺得全身發癢，久久未改善，在後續的就醫過程，除了冬季癢之外，還被診斷為蕁麻疹、過敏、異位性皮膚炎等。

該擦的、該吃的藥，她其實都有認真遵照著醫囑，但是皮膚的症狀就是沒有斷根，很快地，又復發了……。

在人潮滿滿的電腦展中，佩珊正努力地跟來參觀的民眾解說最新的筆記型電腦特色。佩珊的同學，大部分都是當家教或在餐廳打工居多，而佩珊有著亮麗的外型跟修長的美腿，再加上當模特兒的收入比較高，所以主要的打工收入都是在展場當模特兒。

雖然薪水比家教還多，但是平日得要保持良好的身材，才能夠源源不斷地接到工作機會。

老是「皮在癢」，冬季癢惹的禍？

有一次工作的時候，不知道是展場人潮太多太悶熱，還是被蚊子叮到，佩珊一下子覺得手很癢，一下子又覺得背部或腿部很癢。除了皮膚癢之外，有時候還帶一點點的刺痛感。雖然癢得想伸手去抓，但是在展場工作，被很多相機對著拍照的情況下，不能隨便抓癢，不然很有可能隨時會被拍到不雅照片。

佩珊一直強忍著皮膚癢的困擾，直到離開展場上洗手間時，才敢伸手去抓。結束工作後，急忙地跑去診所就醫，因為皮膚沒有明顯的感染現象，只有因為抓癢造成的皮膚發紅及輕微脫屑，所以醫師診斷為常見的「冬季癢」。

醫師建議，不要用太過高溫的熱水洗澡，會把皮膚裡面的水分揮發，使皮膚變得乾燥，更容易癢；同時，也不要用肥皂或去角質的沐浴乳洗澡，會破壞角質層，也會加重冬季癢的症狀。醫師還建議，不要常去抓皮膚，有的患者甚至曾經抓到演變為蜂窩性組織炎。

醫師仔細衛教完後，開立了抗組織胺跟類固醇藥膏，還細心地交代類固醇藥膏只是短期使用，可以快速減少皮膚發炎的癢感，但不建議長期使用類固醇藥膏，因為會使得皮膚變得更薄，更容易乾燥。

該做的都做了，到底哪裡有問題？

佩珊回家吃了藥，擦了藥膏，症狀有明顯的改善。不過類固醇藥膏用完了之後，皮膚癢的症狀很快又復發了。而且因為皮膚癢的範圍很大，有時候是手，有時候是大腿或是背部，藥膏很快就用完了，再去診所看診、拿藥的時候，醫師特別交代要注重保濕，記得塗抹乳液或乳霜。

醫師所交代的衛教，佩珊都有認真照著做：常喝水補充水分、注重保暖跟睡眠，甚至連辣的食物都不吃。由於症狀還是經常復發，佩珊決定換個醫師重新評估狀況，結果在後續的就醫過程，除了冬季癢之外，還被診斷為蕁麻疹、過敏、異位性皮膚炎等。

該擦的、該吃的藥，她都有認真遵照著醫囑，但是皮膚的症狀就是沒有斷根，很快地，又復發了，甚至自費做過敏原檢測，都沒有查出什麼特殊的原因。

嚴重缺「鐵」，從改變飲食開始

因為太常擦類固醇藥膏，佩珊照鏡子的時候，發現自己的臉腫起來了，感覺就像人家常說的「月亮臉」。有一天她在網路媒體上看到「甲狀腺疾病會造成皮膚症狀，年輕女性又是好發甲狀腺異常的族群」後，帶著一絲絲的希望，來到了內分泌新陳代謝科門診，希望內分泌科醫師能替她解決困擾已久的問題。

醫師經過了詳細的問診、身體評估與檢查後跟佩珊說明，她的皮膚之所以會癢，跟內分泌與甲狀腺沒有關係，可能是身體缺乏某種營養素造成。抽血檢測發現，原來佩珊有嚴重缺鐵的問題存在，醫師建議改變飲食習慣，從飲食均衡做起。如果鐵質缺乏的情形改善得不理想，才使用口服或針劑的鐵劑進行補充。

經過了飲食介入後，佩珊皮膚癢的症狀，竟然真的慢慢有了改善，經由抽血追蹤，也看到了血液中的鐵質濃度恢復到了正常範圍。

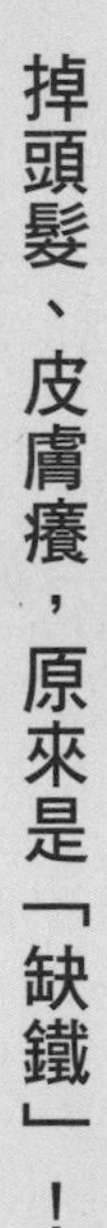

掉頭髮、皮膚癢，原來是「缺鐵」！

皮膚病變的病因可以從環境接觸、生活習慣、感染、發炎、腫瘤、自體免疫、內分泌，以及營養狀態等面向來考慮。如果是糖尿病患者常常會覺得皮膚有異常的癢感，甚至還要考慮是否有糖尿病造成神經病變的問題。因為一旦產生了神經病變，造成了感覺異常，即使皮膚沒有發炎或紅腫，患者也會覺得發癢難受，進而把皮膚抓到發炎、紅腫或脫屑。

甲狀腺疾病也會造成皮膚的症狀，通常很少人會把皮膚症狀聯想到是甲狀腺疾病所造成。不過，只要找有經驗的內分泌科醫師檢查或是透過抽血檢測，大部分的人都可以被診斷出來是否有甲狀腺問題。

年輕女生在開始有初經以後，若是飲食不均衡，常常沒吃到富含鐵質的食物，很多人都會遇到缺鐵所造成的症狀。因為營養缺乏的症狀，非常的多樣化，沒有營養評估經驗的醫療人員，很難會從症狀聯想到是營養缺乏所造成。大家都知道缺鐵會造成貧血，但是體內缺鐵，身體不一定會產生貧血的現象。

而且，缺鐵還會造成容易掉髮、容易全身皮膚發癢的症狀【註1】。除了過度減重或營養不均衡會造成身體缺鐵外，如果月經經血過多、有接受過胃腸道手術、減重手術，或者是胃腸營養吸收不良的人，也都可能會有身體缺鐵的現象。

註1　R. Valsecchi and T. Cainelli, "Generalized pruritus: a manifestation of iron Deficiency," ArchDermatol. 1983 Aug;119(8):630.

營養自救筆記

身體缺鐵？儲鐵蛋白來檢驗

身體是否缺鐵，一般會做儲鐵蛋白（Ferritin）的抽血檢驗。正常成人血清中儲鐵蛋白（Ferritin）的濃度範圍為 10 ~ 300 ng/mL。但是若是儲鐵蛋白（Ferritin）的濃度小於 40 ~ 70 ng/mL，就可能會有掉頭髮的症狀出現。

另外，如果鐵質一直不容易補充起來，或是改善的效果有限，也要考慮是否還有其它的營養素不足，或是暗藏其它身體發炎疾病的問題。

依據國人膳食營養素參考攝取量修訂第七版（Dietary Reference Intakes），鐵質營養建議攝取量：

年齡	0～6月	7～12月	1～3歲	4～6歲	7～9歲	10～12歲
毫克（mg）	7	10	10	10	10	15
年齡	13～15歲	16～18歲	19～30歲	31～50歲	51～70歲	71歲～
毫克（mg）	15	15	男：10 女：15	男：10 女：15	10	10
懷孕	第一期	第二期	第三期	哺乳期		
毫克（mg）	+0	+0	+30	+30		

※ 表中標明AI者為足夠攝取量（Adequate Intakes），未標示者為建議攝取量RDA（recommended daily allowance）。

◆**含鐵量較高的食物（每一百克含量大於十毫克）：**

紫菜、洋香菜片、羅勒片、鵝肝、髮菜、蔘鬚、烏龍麵、豬血、鴨血、柴魚片、乾裙帶菜根、壽司海苔片、熟鵝腿肉、可可粉、蝦醬、乾竹笙、花椰菜乾、豬血糕、七味唐辛子、紅莧菜、煙燻豬肝、九孔螺、乾猴頭菇、麥薄荷、油蔥酥、豆豉、乾姬松茸、黑芝麻、豬肝、黑齒牡蠣、山粉圓。

02

頭皮成沙漠，異常掉髮神崩潰！

家如參加醫師間的聚餐，用餐時，不時覺得很多人盯著她的頭髮，找了個藉口去化妝室，沒想到照鏡子發現，頭髮變得很稀疏，甚至有一小塊地方快要完全禿了。

顧不得牛排還沒吃完，早早就想脫身離開……。

不到四十歲的醫師夫人家如，平常非常注重外觀的保養，每天都會慢跑，所以即便快要四十歲了，外表看起來仍然只有三十歲的樣子。

上課顧家兩頭燒，外食便當天天吃！

家如的老公是一名外科醫師，家裡的堂兄弟姊妹也有多人是醫師，可以說是「醫師世家」。家如雖然看似是人人稱羨的醫師娘，而且又不用上班工作，只需要整理家裡跟照顧小孩就好。

然而，家如的學歷卻不高，只有大學畢業，只要跟親戚聊到學習、教養、學歷，或是如何賺錢的話題，即使她的意見跟想法是對的，親戚常常不經意地流露出不屑的神情。也因為這樣，常常都會有自卑的情緒產生。

為了不讓先生家的其他親戚瞧不起，所以即使照顧小孩很辛苦，家如還是報考了國立大學碩士班就讀。讀碩士班的期間，家如為了要兼顧繁忙的課業，很少再有時間去市場買蔬菜、水果及食材來煮飯，常常都是買個便當或其它外食，就解決了自己還有小孩的三餐。

瘋狂掉髮，影響自信心

有一次，先生帶她去參加醫師間的聚餐，在享用牛排的時候，不時覺得很多人常常盯著她的頭髮，讓她覺得有些難受，便找了個藉口去化妝室，沒想到照鏡子發現，頭髮變得很稀疏，甚至有一小塊地方快要完全禿了。看到自己慘樣，顧不得牛排還沒吃完，早早就叫老公帶她脫身離開。

家如到皮膚科的門診就醫，看了很多醫師，有的說是雄性禿、有的說是疤痕性禿髮，也有醫師說她是壓力太大造成的掉髮。但是不管吃藥或是抹藥，掉髮問題一直都沒有明顯的改善。家如上網搜尋掉髮的可能原因後，一度甚至懷疑自己是否有脂漏性皮膚炎或是頭癬等問題。

後來，她在健康雜誌的網站上看到，甲狀腺功能低下也會造成掉髮症狀。因此，請求皮膚科醫師幫她篩檢甲狀腺功能，皮膚科醫師告訴她，血液中的甲促素（Thyroid Stimulating Hormone, TSH）在正常範圍，沒有甲狀腺功能低下的問題。

掉髮問題日益嚴重，甚至影響了家如的自信心。她已經不敢像以前一樣出門參與社交活動。因為如果一個不小心，沒有蓋好髮量比較稀疏的部分，旁邊的人就會不經意地盯著她的頭髮看，也因為如此，她花了人錢去醫美診所做植髮，希望能重拾她亮麗的外表。

補充對的營養，找回遺失的髮量

但是植髮的效果不彰，就算植了新的頭髮，原有的頭髮還是一直掉。雖然之前皮膚科醫師有做抽血檢驗，並且告訴她沒有甲狀腺功能低下的問題，她最後抱著姑且一試的心態，來內分泌科的門診諮詢是否有甲狀腺功能低下的問題。

來到內分泌科及新陳代謝科門診後，經過了身心、疾病及營養的評估發現，患者本身沒有內分泌或其它內科疾病、也沒有紅斑性狼瘡的跡象。雖然沒有明顯的貧血症狀，可是患者缺鐵缺的很嚴重，醫師建議她要改善缺鐵的營養問題。

經過了營養介入，多補充鐵質及維生素C的攝取後，不只是血液中的鐵質濃度有上升，而且掉髮問題也慢慢有了改善，最終找回了亮麗頭髮，也間接地找回了自信與光采，家如也不再逃避社交活動的邀約，回到原有的醫師娘生活。

不「藥」可解
武龍醫師的營養診療室

越認真跑步，頭髮卻越禿？

一般而言，掉髮問題可以分為生理性掉髮和病理性掉髮。甲狀腺疾病、多囊性卵巢症候群、自體免疫疾病、脂漏性皮膚炎或是頭癬等疾病，都會造成掉髮現象。

如果症狀是雄性禿式的掉髮，可能是來自於遺傳，而非壓力、內分泌或是疾病問題。有雄性禿的人，不論是男性或女性，血液中的雄性素濃度可能都在正常範圍，主要掉髮因素是頭髮毛囊對雄性素的敏感度比較高，而這個敏感度較高的狀態，可能跟遺傳有關。所以即使是女性，血液中的雄性素濃度也維持正常範圍內，也會有雄性禿的可能。只有少數的人可能是因為內分泌疾病，導致血液中的雄性素過高，而造成掉髮症狀。

除了疾病造成的掉髮之外，若營養出了問題，也會發生掉髮情況。經血過多或者是為了瘦身，長期營養不足，導致鐵質過低的人，也會容易掉頭髮。近幾年因為馬拉松賽事越來越熱門，愛上慢跑的女性也越來越多，門診也慢慢出現一些運動量很大，但營養補充沒有跟上，導致缺鐵的女性患者。

缺鐵的人，除了掉髮之外，還會很容易疲累、皮膚癢。如果是運動選手缺鐵，也會影響運動表現跟成績。若是認為缺鐵的人，一定會貧血，則要導正這種錯誤觀念！缺鐵的人不一定會貧血，所以不能因為沒有貧血就排除了缺鐵的可能性。懷疑有缺鐵症狀，一定要做抽血檢測才能正確評估。

在飲食方面，雖然肉類的鐵質吸收比蔬菜水果的來源好，但是蔬菜水果可以提供維生素C的來源，幫助鐵質吸收。建議均衡飲食改善鐵質缺乏的問題，而不是只有多吃肉類。

營養自救筆記

掉髮問題與營養素「鋅」有關

懷疑掉頭髮是否跟營養問題有關，可以檢驗身體是否有缺鐵或缺鋅。正常成人血清中儲鐵蛋白（Ferritin）的濃度範圍為 10 ~ 300 ng/mL。若是儲鐵蛋白（Ferritin）的濃度小於 40 ~ 70 ng/mL，就可能會有掉頭髮的症狀【註 2】。

有些「鋅」離子缺乏的掉髮患者，在補充「鋅」離子後，掉髮的情形有明顯地改善。成年人血漿中的「鋅」的正常濃度範圍為 700 ~ 1200 μg/L。「鋅」離子嚴重缺乏的掉髮患者，可以考慮補充「鋅」，但也不能補充過量，不然會減少體內銅離子的濃度而產生副作用。有少數的醫學研究顯示生物素（Biotin）或硒（Selenium）缺乏也跟掉髮有關係。不過因為相關研究的數量太少，目前不建議沒有營養素缺乏的人主動補充這些營養素。而且「硒」元素補充過度，反而可能會對身體產生毒性。

然而，掉頭髮不全然都是營養缺乏所造成，如果攝取過量的維生素 A、維生素 E 也會有掉頭髮的症狀【註 3】。營養攝取最重要還是均衡跟

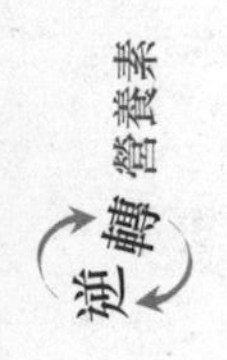

適量，而不是過度偏重某一營養素的攝取。掉髮的症狀有時候跟內分泌疾病、胰島素阻抗、免疫風濕疾病或是藥物副作用有關【註4】【註5】。有嚴重的掉髮症狀，建議跟專業醫師諮詢與討論。

可參閱 Chapter 1「01 皮癢危機！我的身體有小蟲子在爬！」（第二十五頁）關於鐵每日的建議攝取量，以及含鐵的食物列表。

註2 D. H. Rushton, "Nutritional factors and hair loss," ClinExpDermatol. 2002 Jul;27(5):396-404.

註3 E. L. Guo and R. Katta, "Diet and hair loss: effects of nutrient deficiency and supplement use," DermatolPract Concept. 2017 Jan; 7(1): 1–10.

註4 S. Moghadam-Kia and A. G. Franks Jr, "Autoimmune disease and hair loss," DermatolClin. 2013 Jan;31(1):75-91.

註5 A. S. Karadag et al., "Insulin resistance is increased in alopecia areata patients," CutanOculToxicol. 2013 Jun;32(2):102-6.

03

孩子畏光、眼睛乾澀，還「矮人一截」？

小強有畏光、視力衰退的現象，帶去給眼科檢查，發現是乾眼症的症狀。

雖然有固定使用眼藥水，也遠離了3C產品，但小強眼睛乾癢及畏光的情形，並沒有得到改善。同時，老師也提醒佩樺要注意小強的生長發育……。

佩樺自從得知自己的兒子得到了自閉症後，就辭掉工作專心照顧孩子。看著孩子一天一天地成長，心中的不安全感也逐漸減輕許多。

然而，五歲不到的兒子小強，常常感冒發燒，做為媽媽只要看到兒子有一點小症狀就會跟著擔心。

愛吃垃圾食物，眼睛乾澀發癢

佩樺雖然很用心照顧兒子，但是兒子小強的一些行為還是難以控制。每天的吃飯時間都讓佩樺感到頭痛，兒子最愛吃的是薯條、漢堡跟香蕉。即使佩樺用心準備晚餐，兒子不吃就是不吃，只想吃薯條，不肯好好吃飯菜跟水果。

在小強過完五歲生日後，變得常常不想起床上學。佩樺猜想可能是分離焦慮，不想離開媽媽所導致。佩樺察覺小強經常眼睛發紅、覺得眼睛乾澀、發癢，不時就會揉眼睛，腳上又常帶有撞到東西的瘀青。

佩樺平日開始仔細觀察孩子的日常生活後發現，小強似乎有畏光、視力衰退的現象。帶去給眼科檢查，發現是乾眼症，視力也有一點衰退。醫師交代了平常眼睛保養的衛教，並開立了眼藥水。雖然有固定使用眼藥水，也遠離了3C產品，但小強眼睛乾癢及畏光的情形，並沒有得到改善。

維生素攝取不足，眼乾、感冒全上身！

有一天，佩樺去學校接小強回家的時候，老師提醒她要注意小強的生長發育，因為同年齡的同學都比他還要高，「小強媽媽，妳可能需要帶他去門診評估一下喔！」

在例行的眼科門診追蹤後，佩樺帶著小強到內分泌門診追蹤。

內分泌科醫師評估發現小強的身高發展比正常的成長曲線低，也注意到了雲端病歷顯示小強常到眼科門診追蹤，並使用藥物治療。評估完相關病史，以及了解到眼睛的症狀後，醫師安排了相關的血液檢查。檢查結果發現小強的維生素Ａ、維生素Ｄ，以及鋅的濃度均有嚴重不足的問題。

內分泌科醫師跟佩樺解釋說：「雖然薯條的熱量很高，但是沒有足夠的維生素Ａ。維生素Ａ不足會有乾眼、角膜潰瘍的症狀，另外，維生素Ｄ嚴重不足也會影響到骨骼發育跟成長。」醫師隨後替小強安排了營養師諮詢，以及營養介入。

佩樺聽了醫師跟營養師的解說後，慢慢地幫孩子增加富含維生素Ａ的食物攝取。不過，小強完全不配合飲食計劃，很難完整地執行，所以有額外補充維生素Ａ的營養品。在補充維生素Ａ之後，眼睛乾癢及畏光的情形開始有了改善，夜盲現象也有了好轉。更特別的是，感冒發燒的頻率比較沒有那麼頻繁了。

不「藥」可解
武龍醫師的營養診療室

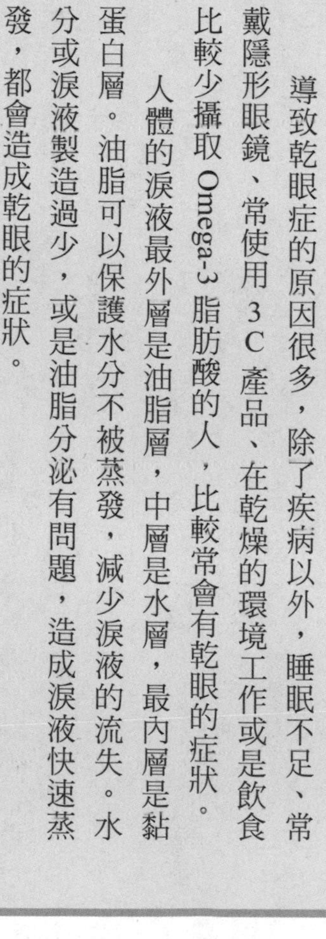

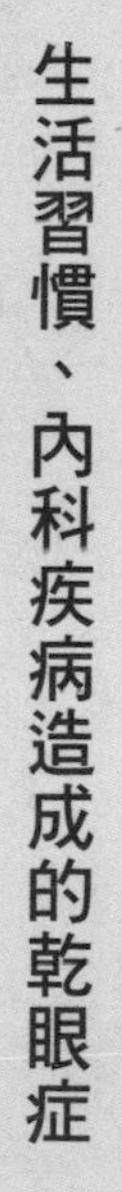

生活習慣、內科疾病造成的乾眼症

導致乾眼症的原因很多，除了疾病以外，睡眠不足、常戴隱形眼鏡、常使用3C產品、在乾燥的環境工作或是飲食比較少攝取Omega-3脂肪酸的人，比較常會有乾眼的症狀。

人體的淚液最外層是油脂層，中層是水層，最內層是黏蛋白層。油脂可以保護水分不被蒸發，減少淚液的流失。水分或淚液製造過少，或是油脂分泌有問題，造成淚液快速蒸發，都會造成乾眼的症狀。

一般而言，可以把乾眼症分為缺水性乾眼症（Aqueous deficient dry eye）及蒸發性乾眼症（evaporative dry eye）【註6】。

修門氏檢查（Schirmer's test）主要是檢查淚液中的水層是否足夠。乾眼症也可能來自於分泌油脂層的瞼板腺（tarsal glands）或稱麥氏腺（meibomian glands）的油脂分泌不足導致水液層快速蒸發。所以眼瞼炎（Blepharitis）或是瞼板腺功能障礙（Meibomian Gland Dysfunction, MGD）也會造成乾眼症。

乾眼症的症狀也可能來自於其他疾病的症狀表現，例如：修格蘭氏症候群（Sjogren's syndrome）、糖尿病、甲狀腺眼病變。所以乾眼症的成因分析，除了生活習慣造成的可能性之外，也要考量是否有內科疾病造成的影響。

另外，有些藥物的副作用也會造成乾眼症，所以乾眼症的整體評估，除了眼睛的檢查外，還需要評估病患的慢性病病史、手術病史、用藥記錄以及其他症狀的表現。糖尿病會造成淚腺附近的微血管病變、自主神經病變以及角膜的感覺神經病變。血糖控制越差的患者，併發乾眼症的風險越高【註7】，所以糖尿病的患者，除了配合眼科醫師的治療外，也要好好控制自己的血糖。

長期吃素、減重手術者，維生素 A 不足比例高

維生素 A 不足，會導致掉頭髮、皮膚乾燥、乾眼、角膜潰瘍以及夜盲的症狀，嚴重不足還會使得免疫力下降，增加感染的風險。雖然維生素 A 缺乏的情形在先進國家已不多見，但是長期喝酒、吃素、有肝膽疾病、脂質吸收不良、囊狀纖維化（Cystic fibrosis）疾病、曾接受減重手術或腸胃道手術的人，以及因為身心問題常常飲食不均衡的人，都是維生素 A 缺乏的高風險族群【註 8】。

嚴格執行素食的人，長期的飲食只有豆腐、米飯、馬鈴薯或豆製品的話，也會發生缺乏維生素 A 的情形。醫學研究指出，若接受減重手術或腸胃道手術，可能會影響維生素 A 的吸收，即使使用高單位劑量的口服維生素 A 補充，也會因為無法完全吸收，導致維生素 A 不足【註 9】。有必要時，這類的患者需要用針劑類型的維生素 A，從靜脈注射補充。

有些研究指出，飲食比較少攝取 Omega-3 脂肪酸的人，

乾眼症的比例比較高。不過，也有研究指出，乾眼症患者若補充 Omega-3 脂肪酸，不一定能改善症狀【註 10】。所以 Omega-3 脂肪酸與乾眼症的關係，可能還需要更多的研究來證實。

註 6　Q. Findlay et al., "Dry eye disease: when to treat and when to refer," AustPrescr. 2018 Oct; 41(5): 160–163.

註 7　J. A. Clayton, "Dry Eye," N Engl J Med. 2018 Jun 7;378(23):2212-2223.

註 8　T. L. Steinemann and S. P. Christiansen, "Vitamin A deficiency and xerophthalmia in an autistic child," Arch Ophthalmol. 1998 Mar;116(3):392-3.

註 9　A. A. AlHassany, "Night blindness due to vitamin A deficiency associated with copper deficiency myelopathy secondary to bowel bypass surgery," BMJ Case Rep. 2014 Apr 29;2014.

註 10　Dry Eye Assessment and Management Study Research Group et al., "n-3 Fatty Acid Supplementation for the Treatment of Dry Eye Disease," N Engl J Med. 2018 May 3;378(18):1681-1690.

營養自救筆記

身體缺鐵？儲鐵蛋白來檢驗

血液中的維生素A（Vitamin A）的正常參考範圍為0.3～0.7 mg/L。有接受過腸胃道切除手術或減重手術的患者以及有膽汁鬱積（Cholestasis）、囊狀纖維化（Cystic Fibrosis）或克隆氏症（Crohn's disease）病史的患者，還有長期使用排油藥物減重的人，都可能是脂質吸收不良的高風險族群，脂溶性維生素A、D、E、K都有可能會有缺乏的風險。

維生素A到人體中的轉換與代謝，還需要其它營養素的輔助。如果營養評估後發現，有其它營養不足的可能性，也需要考慮篩檢是否有其它營養素不足的情形，例如：鐵質、鋅、維生素B。

依據國人膳食營養素參考攝取量修訂第七版（Dietary Reference Intakes），維生素A營養建議攝取量：

年齡	0～6月	7～12月	1～3歲	4～6歲	7～9歲	10～12歲
微克（μg RE）	AI＝400	AI＝400	400	400	400	500
年齡	13～15歲	16～18歲	19～30歲	31～50歲	51～70歲	71歲～
微克（μg RE）	男：600 女：500	男：700 女：500	男：600 女：500	男：600 女：500	男：600 女：500	男：600 女：500
懷孕	第一期	第二期	第三期	哺乳期		
微克（μg RE）	+0	+0	+100	+400		

※表中標明AI者為足夠攝取量（Adequate Intakes），未標示者為建議攝取量ＲＤＡ（recommended daily allowance）。

※RE（Retinol equivalent）為視網醇當量。

1μg RE=1μg視網醇（Retinol）=6μg β-胡蘿蔔素（β-Carotene）。

◆**含有維生素A較高的食物：**

豬肝、雞肝、鵝肝、胡蘿蔔、海帶、洋香菜片、櫻桃、小番茄、空心菜、薄荷、九層塔、朝天椒、油菜心、魚肝、香椿、西洋芹、紅莧菜、紅肉甘薯、菠菜、紅辣椒、菠菜、芥藍菜、茼蒿、聖女小番茄、芒果、香瓜、南瓜、哈蜜瓜、雞蛋、鯖魚。

04

長期久臥得褥瘡，惱人傷口好不了

阿伯的屁股底部開始有了皮膚破損，再過一個月，竟然變成了一個小小的「褥瘡」。

阿伯的家人謹慎小心地交代看護要多翻身拍背，注意阿伯的傷口。即使平常仔細小心照顧褥瘡，傷口不但沒有好，甚至有越來越向外擴散的傾向……。

一位得到攝護腺癌的阿伯，進行手術之後，接受了化學治療。雖然後續的門診追蹤，沒有明顯的癌症復發傾向，但是記憶力一再衰退，活動力也越變越差，常常坐在輪椅上或是躺在床上休息。

勤翻身拍背，傷口仍久久不癒

由於阿伯的家庭經濟比較優渥，家人特別聘請專業看護來照顧阿伯，除了餵食三餐之外，還會定時推輪椅帶他去公園接觸戶外環境。

看護看起來很認真照顧

阿伯，不過令人感到奇怪的是，看護在家照顧了一、兩個月後，阿伯的屁股底部開始有了皮膚破損。再過一個月，竟然變成了一個小小的傷口，這個傷口就是醫學上所稱的「壓瘡」或「褥瘡」【註11】。

阿伯的家人謹慎小心地交代看護要多翻身拍背，注意阿伯的傷口。即使平常仔細小心照顧褥瘡，傷口卻有越來越向外擴散的傾向。家人趕緊帶來門診就醫，並且使用口服抗生素，然而，褥瘡傷口卻一直沒有明顯地改善，反而越來越大，家屬甚至開始怪罪起看護，懷疑她是不是沒有認真幫阿伯拍背翻身。

不過，傷口還是日益嚴重，直到有一天阿伯開始發燒，才再次送往急診就醫治療。

住院治療後，除了使用抗生素外，醫療團隊每天都會做傷口換藥以及簡單的清創。由於阿伯長期傷口難以癒合，家屬拜託醫療團隊幫阿伯評估一下，他是否罹患糖尿病，不然傷口怎麼會一直不會好？

註11　壓瘡：皮膚及其下方的軟組織長時間或反覆受到外在壓力跟摩擦，導致皮膚受傷，也可能造成皮下組織、肌肉與骨頭受傷、潰瘍，甚至壞死。而壓瘡好發於長期臥床者，或是瘦弱、皮膚脆弱者、體力衰弱、營養不良的病患。

正常人一半都不到！營養不良造成的

醫療團隊照會了新陳代謝科醫師進行糖尿病的評估，經由血糖以及慢性傷口的營養評估後發現，阿伯並沒有糖尿病，傷口之所以難癒合跟血糖沒有關聯，但是阿伯血液中的白蛋白（Albumin）濃度竟然不到2 g/dL，連正常人的一半濃度都不到，營養不足可能就是傷口難以癒合的主要因素。

根據其它疾病的評估發現，沒有肝硬化或是腎性蛋白尿；飲食評估顯示阿伯的主要飲食來源為稀飯或粥，再搭配一些青菜跟水果。阿伯之所以白蛋白濃度偏低，主要還是因為飲食不均衡造成的營養不均。

任何人如果營養狀況不佳，即使沒有糖尿病，傷口癒合能力跟恢復速度都會變差。阿伯經過了營養評估與介入後，人的精神與氣色越來越好，血液中的白蛋白濃度也逐漸恢復到正常人的數值。

在出院的兩個月後，他的褥瘡傷口不只沒有越來越大，甚至還癒合了，也避免了要做大範圍清創手術的侵入性治療。

不「藥」可解

武龍醫師的營養診療室

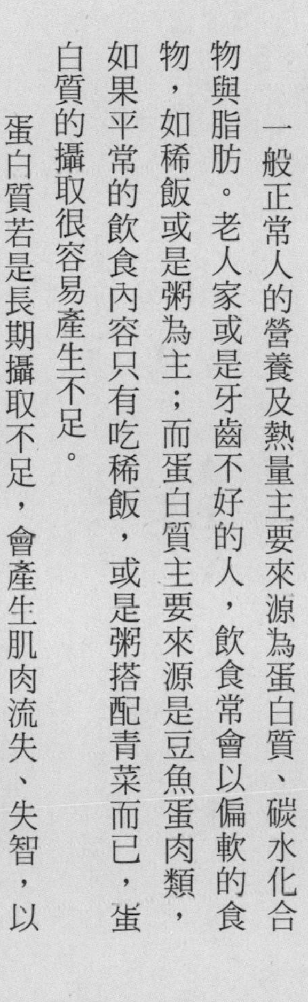

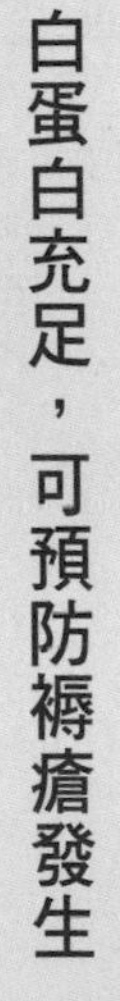

一般正常人的營養及熱量主要來源為蛋白質、碳水化合物與脂肪。老人家或是牙齒不好的人，飲食常會以偏軟的食物，如稀飯或是粥為主；而蛋白質主要來源是豆魚蛋肉類，如果平常的飲食內容只有吃稀飯，或是粥搭配青菜而已，蛋白質的攝取很容易產生不足。

蛋白質若是長期攝取不足，會產生肌肉流失、失智，以及傷口癒合不良的症狀。一般而言，褥瘡的產生跟經常臥床、長期久坐不動、沒有定時翻身或活動促進血液循環有關。

褥瘡的傷口若是沒有照顧好，可能會引發感染或是敗血症，嚴重的人甚至需要清創手術的介入。除了血糖控制不良會讓傷口難癒合之外，一個人如果營養不良，皮膚也容易破損，傷口也很難癒合。

白蛋白（Albumin）為血液中主要的蛋白質之一，它可以維持血液中的滲透壓。如果白蛋白的濃度太低，患者容易產生腳部及肢體水腫，嚴重一點的話，甚至會有肺部積水，發生令人喘不過氣來的情形。

白蛋白主要是在肝臟合成，通常若是有肝硬化或是肝臟疾病的病患，白蛋白的濃度也可能會很低。另外，有嚴重蛋白尿的患者，因為蛋白質從尿液中流失，白蛋白也會低下。

除了可以維持滲透壓的功能之外，醫學研究指出，如果血液中的白蛋白濃度太低，發生褥瘡的機率會比其他人高很多【註12】；而另一份醫學研究表示，補充白蛋白可能還可以預防褥瘡的發生【註13】。褥瘡與傷口的治療或預防，不能只有著眼於翻身拍背、傷口換藥或是手術清創，就像前面的個案一樣，許多患者透過多方面的評估，再加上營養的介入，可以讓褥瘡傷口更快癒合，也可以預防褥瘡傷口的產生。

註12 R. Serra et al., "Low serum albumin level as an independent risk factor for the onset of pressure ulcers in intensive care unit patients," Int Wound J. 2014 Oct;11(5):550-3.

註13 R. Serra et al., "Albumin administration prevents the onset of pressure ulcers in intensive care unit patients," Int Wound J. 2015 Aug;12(4):432-5.

營養自救筆記

營養改善情況，檢驗血清前白蛋白

血液中的白蛋白正常值為3.5～4.8 g/dL。如果要在短期內分析進食及營養的改善狀況，可以考慮檢驗血清前白蛋白（Prealbumin）。

在有效的營養介入後，通常可以看到血清前白蛋白明顯的上升。另外，傷口的營養評估不只是要檢查白蛋白的濃度，也要一起評估維生素C、微量元素，以及其他營養素是否有達到均衡。

依據國人膳食營養素參考攝取量修訂第七版（Dietary Reference Intakes），蛋白質營養建議攝取量：

年齡	公克（g）	年齡	公克（g）	懷孕	公克（g）
0～6月	2.3／公斤	13～15歲	男：70 女：60	第一期	+10
7～12月	2.1／公斤	16～18歲	男：75 女：55	第二期	+10
1～3歲	20	19～30歲	男：60 女：50	第三期	+10
4～6歲	30	31～50歲	男：60 女：50	哺乳期	+15
7～9歲	40	51～70歲	男：55 女：50		
10～12歲	男：55 女：50	71歲～	男：60 女：50		

※表中標明AI者為足夠攝取量（Adequate Intakes），未標示者為建議攝取量RDA（recommended daily allowance）。

※臨床上會依據病患的工作量、活動量，訂定不同的每日熱量需求，再依據體重以及是否有腎病變，推算蛋白質的每日建議攝取總量。

◆含蛋白質較高的食物：

白蛋白就是人體蛋白質的一種，所以想要有足夠的白蛋白，一定要攝取足夠的蛋白質。

常見的蛋白質來源為豆、魚、蛋、肉類，如果是素食者，可以考量從豆製品攝取。不過不同豆類有不同的碳水化合物含量，攝取量若太多，糖尿病患者的血糖會升高而難以控制。例如，每一百克的紅豆約有粗蛋白二十一克、總碳水化合物三十七克；如果是綠豆，則約有粗蛋白二十三克、總碳水化合物六十三克；而黃豆約有粗蛋白三十六克、總碳水化合物三十三克；黑豆約有粗蛋白二十九克、總碳水化合物三十七克。

紅豆、綠豆、花豆在食物分類上屬於五穀根莖類；黃豆、黑豆、毛豆則屬於豆魚蛋肉類；扁豆、長豆、碗豆及四季豆屬於蔬菜類。

因此，若是糖尿病患者，要注意紅豆、綠豆、花豆不能攝取過多。

05

感染惡化需住院，無法賺錢養家怎麼辦？

有一次，當楊伯伯回診換藥時，傷口似乎有點紅腫，而且會流出混濁的液體。

醫師研判傷口有感染惡化的情形，建議入院治療。住院時，外科主治醫師安排了血管攝影檢查，查看是否有血管阻塞的現象……。

楊伯伯騎經大馬路的十字路口的時候，遇到了亂闖紅燈的機車騎士迎面撞了上來。慶幸的是，機車在撞上楊伯伯之前，已經減速了，使得楊伯伯沒有嚴重的外傷骨折，但是腳上有許多擦傷傷口。

車禍擦傷難癒合，找不出原因？

被救護車轉送急診後，因為沒有嚴重的傷勢，所以急診醫師做完傷口清創、換藥後，就讓楊伯伯回家，之後再回來門診幫傷口換藥。

因為楊伯伯本身有糖

尿病，雖然平時控制得很好，醫師還是交代要注意血糖，免得傷口很難癒合。在定期門診的傷口換藥後，楊伯伯許多擦傷的傷口都癒合了，但是有一個比較深的傷口卻一直沒有好轉的跡象。雖然傷口旁邊沒有明顯的紅腫熱痛，也沒有化膿，但是傷口就一直沒癒合。

當每次換藥消毒的時候，棉花棒擦過傷口邊緣時，楊伯伯都覺得很痛。雖然腳上有傷口，但是還是得到菜市場賣菜，有時候生意好，就會站了一整個早上。

有一次，當楊伯伯回診換藥時，傷口似乎有點紅腫，而且會流出混濁的液體。醫師研判傷口有感染惡化的情形，建議入院治療。住院時，外科主治醫師安排了血管攝影檢查，查看是否有血管阻塞的現象。

根據血管攝影檢查發現楊伯伯的傷口，並沒有明顯阻塞。外科主治醫師同時也會診了新陳代謝科醫師，希望能藉助他的專業，幫患者控制血糖，以及找出傷口難以癒合的原因。

皮膚乾裂、螺旋狀毛髮，原來是營養不足

新陳代謝科醫師安排了檢查後，發現楊伯伯的糖化血色素 HbA1c【註14】在百分之七以下，血糖也常常在目標範圍內。除了評估傷口之外，在身體檢查觀察到楊伯伯的皮膚有乾裂的情形、下肢的毛髮呈現螺旋狀，而且牙齦會有稍微出血的現象。

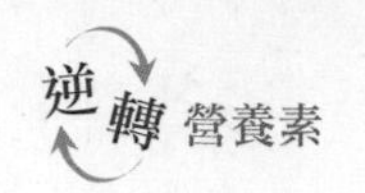

另外，在傷口的營養評估發現，楊伯伯雖然血糖控制得很好，但是平常攝取的蛋白質不足，甚至因為怕血糖升高，幾乎每天都沒有吃一份量的水果。血液檢驗也顯示楊伯伯的白蛋白濃度偏低，血液中的維生素C也不足。傷口經由抗生素治療後，感染的現象已經獲得了控制。在出院前，新陳代謝科醫師安排了營養師，針對楊伯伯的傷口的營養需求，設計適合的菜單或是飲食建議。

出院之後，傷口已經沒有感染的跡象。一個月後的門診回診中，血液檢查追蹤顯示楊伯伯的營養狀況有比之前進步，已接近正常的數值，而且在營養介入幾個月後，傷口竟然就順利癒合了。楊伯伯終於又可以安心地回到原來的工作崗位上，賺錢養家。

註14　糖化血色素 HbA1c：紅血球中的一種蛋白質，為血色素再加上一個葡萄糖分子的結構。三個月內的平均血糖越高，糖化血色素越高，也代表血糖控制越差。

不「藥」可解

武龍醫師的營養診療室

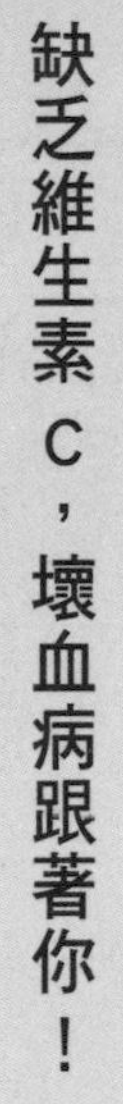

缺乏維生素C，壞血病跟著你！

維生素C缺乏造成的疾病又稱為壞血病（Scurvy）。缺乏維生素C的人，皮膚可能會有乾裂、瘀斑、脫屑，毛髮可能會有螺旋狀毛髮或易脫落的現象；口腔可能有牙齦出血或是舌萎縮的症狀。

在罹患壞血病的患者中，有相當高比例的人會有關節疼痛、關節發育不良、肌肉萎縮以及骨折症狀。牛奶殺菌的過程中，會破壞維生素C，因此小嬰兒若進食只喝牛奶，會有得到壞血病的風險【註15】。對於小孩的生長以及關節發育，千萬別只注重鈣質或是只喝牛奶，均衡飲食還是很重要。

另外，常使用氫離子幫浦阻斷劑（proton pump inhibitor, PPI）治療胃潰瘍、十二指腸潰瘍，以及胃食道逆流的人，因為血液中的維生素C濃度可能也會隨服用氫離子幫浦阻斷劑藥物而下降，平時也要注意是否有壞血症的症狀產生【註16】。

雖然糖尿病患者血糖控制不良會影響傷口癒合，但是如果營養攝取不足，傷口癒合所需要的營養不夠，即使沒有糖尿病，也會造成傷口難以癒合。

傷口癒合需要的營養有：蛋白質、脂質、醣類，以及維生素和礦物質。一般而言，在受傷後，人體對蛋白質的需求會增加，需要增加蛋白質的攝取；醣類可以提供膠原蛋白合成所需的能量，雖然糖尿病患者的醣類攝取量不能過多，但是還是需要攝取到每日的建議量以上。

而組織修復與再生，需要維生素A與維生素C的參與。水果富含有維生素C，是膠原蛋白合成過程中的輔因子，可以幫助纖維增生，而缺乏維生素C會使得膠原蛋白生成受到阻礙，進而減低傷口癒合的速度【註17】。但是，當水果攝取過多的時候，糖尿病患者的血糖也會飆升，所以有一些患者為了讓血糖數值不升高，經常避免攝取水果，長期下來營養就會跟不上，自然有維生素C缺乏的情形。

一般而言，若是停止攝取維生素C，只需要花兩至三個月就會耗光人體內的貯存量。如果糖尿病患者要從水果攝取維生素C又怕血糖升高，可以考慮選擇升糖指數較低的水果進食，或者也可以考慮攝取富含維生素C的蔬菜，例如：甜椒、空心菜、青花菜、苦瓜，或是花椰菜。

註15　W. Bouaziz et al., "Scurvy: When it is a Forgotten Illness the Surgery Makes the Diagnosis," Open Orthop J. 2017; 11: 1314–1320.

註16　J. J. Heidelbaugh ,"Proton pump inhibitors and risk of vitamin and mineral deficiency: evidence and clinical implications," TherAdv Drug Saf. 2013 Jun;4(3):125-33.

註17　A. C. Campos, A. K. Groth and A. B. Branco, "Assessment and nutritional aspects of wound healing," CurrOpinClinNutrMetab Care. 2008 May;11(3):281-8.

營養自救筆記

無法自行製造，只能從食物中攝取

維生素C（Vitamin C/ascorbic acid）血液濃度的參考區間為6.3～14 mg/L。維生素C人體無法自行製造，必須從食物中攝取。

如果接受過腸胃道手術或減重手術的人，容易有脂溶性維生素、維生素B_{12}、葉酸，以及鐵質缺乏的情形。若是術後的營養攝取不均衡，或是攝取的總熱量過低，也有可能有維生素C缺乏的情形。如果醫院無法提供維生素C的檢驗，可能只能由平日的飲食內容推估，維生素C的攝取是否足夠。

針對傷口的營養評估而言，可能還需要評估白蛋白、鐵、鋅、銅，以及相關維生素的血液濃度。另外，適當的水分以及電解質補充，可以幫助營養以及氧氣送至傷口部位，增加癒合的速度。一天需要補充多少水分，需要評估傷口大小以及每天的滲液量，還有患者的體重，以及患者是否有腎衰竭或是心衰竭之後，才能做出適合的建議。

依據國人膳食營養素參考攝取量修訂第七版（Dietary Reference Intakes），維生素C營養建議攝取量：

年齡	0～6月	7～12月	1～3歲	4～6歲	7～9歲	10～12歲
毫克（mg）	AI=40	AI=50	40	50	60	80
年齡	13～15歲	16～18歲	19～30歲	31～50歲	51～70歲	71歲～
毫克（mg）	100	100	100	100	100	100
懷孕	第一期	第二期	第三期	哺乳期		
毫克（mg）	+10	+10	+10	+40		

※表中標明AI者為足夠攝取量（Adequate Intakes），未標示者為建議攝取量RDA（recommended daily allowance）。

◆維生素C較高的食物：

香椿、糯米椒、芭樂、青辣椒、紅辣椒、甜椒、釋迦、龍眼、金黃奇異果、木瓜、空心菜、青花菜、香吉士、奇異果、草莓、豌豆苗、薄荷、花椰菜、白柚、青江菜、球莖甘藍、荔枝、榴槤、芥藍菜、文旦、小番茄、苦瓜、葵扇白菜、豌豆莢、花椰菜、甜柿、山蘇菜、柳橙、芥菜、甘藍、紫蘇。

Chapter 2

失控糖癮？
內分泌與代謝症候群的控糖筆記

大部分的人都知道海帶、柴菜的含碘量比其它一般食材高，卻忽略了其實甲殼類動物的含碘量也偏高。平日食用幾隻蝦或一隻蟹，不至於超過碘攝取量一天的上限值，但過多就可能失控。

01

我控制了飲食，卻控制不了血糖！

自從罹患糖尿病之後，每次看診都會被醫師念一遍。其實，阿鴻吃的食物已經有所節制，能再減少的量有限，如果吃得太少，半夜會被餓醒，他就會想要找宵夜來吃。

在醫院門診的門口外面，傳出來醫師與患者激動的談話。

醫生激動地說：「你是不是又吃太多了？還是我開的藥都沒有認真吃？這次的糖化血色素（HbA1c）怎麼還是這麼高？你是不要命了嗎？如果不想控制血糖，那去找別人好了！」

節制飲食，血糖數值仍高居不下

阿鴻被醫師訓戒了一頓之後，默默地走出診間，在領完藥之後，低頭快步離開醫院，一秒鐘也不想多留。

自從發現得到糖尿病之後，飲食都不敢吃得太多，醫師開的藥物也都有認真吃，甚至還每天量血糖，可是糖化血色素（HbA1c）總是在百分之八以上。阿鴻每次被醫師罵完，都想說：「這次真的不能再多吃了。」

事實上，阿鴻吃的食物已經有所節制，能再減少的量有限，如果吃得太少，半夜會被餓醒，就會想要找宵夜來吃。由於血糖一直控制不下來，每次回診時，都會被主治醫師罵，每次一想到又要回診了，心裡的壓力就會特別大。

阿鴻的日常生活不是只有控制糖尿病這件事。他跟一般人一樣，要做老闆交代的工作，回家不能馬上休息，還得花時間陪小孩。

有一次，他騎機車上班的時候，看到一張貼在車上的海報，宣傳一場在活動中心舉辦的「糖尿病及代謝症候群」演講。阿鴻看到演講的題目，竟然切中了他目前的困擾後，跟老婆請了一個晚上的假，特地去聽醫師的演講。

演講者是一名新陳代謝科的醫師，他分享了很多不需要藥物就能夠改善血糖控制的方法。演講後的提問時間，聽眾熱烈地舉手向醫師發問，不過阿鴻比較害羞，等到演講結束後，才跑去跟醫師請益現在遇到的問題。

血糖飆高的關鍵，藏在便當裡

新陳代謝科醫師先是了解阿鴻的飲食習慣、量血糖的時間，以及最近的抽血報告後，跟阿鴻建議要多量飯後的血糖，不能只有量測空腹血糖，還建議要認識每個食物的升糖指數。

如果血糖波動太大，除了血糖平均不容易達標，食慾也會比較難以控制。阿鴻聽了醫師的建議後，每一餐的餐後血糖按時測量，幾天之後，有了驚人的發現：他平常空腹的血糖都不到 100 mg/dL，但是飯後血糖常常會飆破 200 mg/dL，甚至到 250 mg/dL 以上。他還發現每一餐的飯後血糖，真的會因為吃的食物不同，而有所差異。

阿鴻平常工作，吃的都是外面的自助餐或便當，經由量測飯前、飯後的血糖變化觀察到：即使同樣是排骨飯，不同店家賣的便當，飯後血糖變化也不同。有些店家的便當可能放入了較多的醬料跟油脂，使得血糖不只容易飆高，而且還很慢才降下來。

由於勤測飯前及飯後的血糖變化，阿鴻對於如何調整適當的飲食，已經越來越有心得了，加上經由血糖量測的經驗，更知道如何做食物代換。藉由血糖量測、食物代換的技術，他發現現在的飲食習慣，即使吃得再飽，也不會像以前一樣血糖飆高。

甚至，不管飯前或飯後隨時隨地測量，血糖都不會再超過 200 mg/dL。聽完演講後的下一次回診，例行性的抽血檢驗追蹤也發現，糖化血色素（HbA1c）順利地降到百分之七以下。

當阿鴻走出診間時，不再像以前沮喪地低著頭，而是面帶微笑與自信開心地離開醫院。

不「藥」可解
武龍醫師的營養診療室

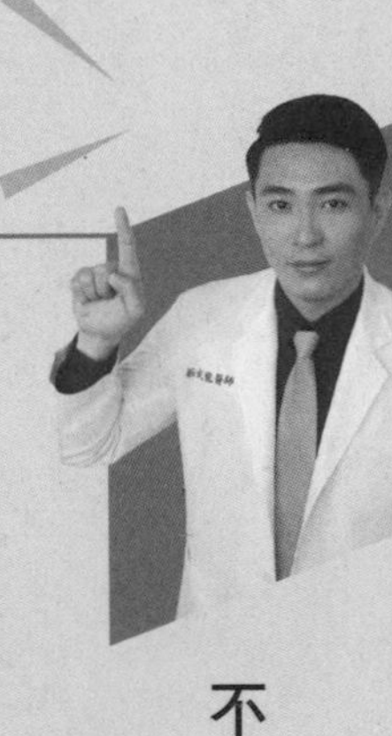

不只空腹測血糖，還需測飯後血糖

血色素（hemoglobin）或稱「血紅素」為一種蛋白質，也可以稱做血紅蛋白，簡稱為「Hb」，就是大家常常檢測是否有貧血的一種檢查。

血色素主要的功能為將氧氣運送到全身的各個部位。血紅素或是血紅蛋白（hemoglobin）有好幾類，正常人體中的血紅素主要含有HbA（大於百分之九十），HbA2（約百分之二）及HbF（小於百分之一）這三類。而這三類又包含了許多不同種的血色素。

不同種類的血色素在經過陽離子交換樹脂做色譜分析後，依照被沖洗出來的順序不同，又可以分做HbA0、HbA1a、HbA1b、HbA1c、HbA1d等不同的血色素。簡單來說，

HbA1c就是眾多血色素中的其中一種血色素。而HbA1c的結構為血色素再加上一個葡萄糖分子的結構，所以也屬於一種糖化血色素或糖化血紅蛋白。

我們常講的糖化血色素HbA1c小於七，這個「七」指的是小於百分之七。其實是指測量得出的糖化血色素HbA1c跟所有血色素的百分比，這個值要小於百分之七。一般而言，患者在最近的二到三個月的血液平均血糖越高，糖化血色素HbA1c的百分比數值也會越高，所以可以藉由監測糖化血色素HbA1c的百分比數值變化，來了解糖尿病患者血糖控制的情形。

對於一個空腹血糖在正常範圍，但是糖化血色素HbA1c偏高的人，大部分是因為飯後血糖太高，以致於平均血糖被拉高，也使得糖化血色素HbA1c升高，所以測量血糖時，不能只量空腹血糖，還需要量飯後血糖。

營養自救筆記

了解高低GI，控制飯後血糖波動

血糖控制監測，會定期在門診追蹤空腹血糖及糖化血色素 HbA1c。

若是飯後血糖偏高的人，還需要多量測飯後血糖。一般而言，正常人的飯後血糖，在飯後一小時達到高峰後會開始下降，而糖尿病患者飯後血糖的最高峰可能在飯後二小時，之後才會開始下降。

因此，醫師通常會建議糖尿病患者在飯後二小時量測血糖，若是妊娠糖尿病患者，飯後血糖的高峰，有的人是在飯後一小時，有的人在飯後二小時，要依每個人的狀況而決定量測時間。

當攝入的飲食中，含有高油脂的含量，或是有糖尿病神經病變影響腸胃排空的人，由於胃腸排空的速度減慢，血糖可能在飯後三小時還未下降，讓平均的血糖數值拉高更多。

所以，除了飲食的內容不能有過高的醣類或碳水化合物外，也不能有過高的油脂。另外，通常吃東西的時候，即使是正常人，血糖都會有上升的狀況，但是相同重量、相同「熱量」的不同食物，可能造成血

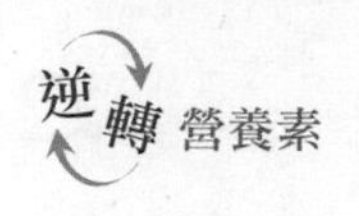

糖上升幅度不同，所以為了區分更多不同的食物特徵，制定了「升糖指數」。

升糖指數的英文為「Glycemic Index」，簡稱「GI值」。升糖指數是一個比較值、比例尺的概念。把「葡萄糖」訂為一百，經由量測比較，其它食物的「升糖指數」可為〇至一百。

一般而言，若是GI值在七十以上，我們稱之為「高GI」；若GI值在五十五以下，我們稱之為「低GI」。例如，蘋果的GI值通常在五十五以下，所以蘋果是低GI食物，常見的中低GI食物有蘋果、香蕉、地瓜。而白米的GI值可能會在七十以上，屬於高GI食物，常見的高GI食物有白飯、麵包、荔枝。

在飲食技巧中，除了可以用不同類別的食物做熱量代換外，也可以考慮搭配不同升糖指數的食物，讓飯後血糖的波動減少。

不過，要注意的是，不同食物的攝取順序，或者是不同升糖指數的食物同時攝取時，也會有不同的升糖變化，建議還是多量測飯前及飯後血糖，才能比較了解食物與自身血糖變化的關係。

表格主要參考來源為「International Tables of Glycemic Index and Glycemic Load Values: 2008」這篇研究文章【註1】。

不同地區、不同種植方式的同種食物可能會有不同的升糖指數，想了解更多食物的升糖指數，可以至雪梨大學的網站查詢（查詢升糖指數的網址：http://www.glycemicindex.com/）。

食物類別	低GI食物（GI值＜55）	中GI食物（GI值55～69）	高GI食物（GI值≧70）
全穀根莖類（主食類）	大麥、義大利麵	糙米、甜玉米、米粉、烏龍麵、番薯、芋頭	白飯、馬鈴薯、全麥麵包、全穀麵包、南瓜
豆魚肉蛋類	鷹嘴豆、小扁豆、腰豆、大豆		

低脂乳品類	全脂牛奶、脫脂牛奶、優格、冰淇淋、豆奶		
水果類	蘋果、柳橙、香蕉、桃子	鳳梨、芒果	西瓜

註1　F. S. Atkinson al., "International Tables of Glycemic Index and Glycemic Load Values: 2008," Diabetes Care. 2008 Dec; 31(12): 2281–2283.

02

性慾降低、脾氣暴躁，面臨婚姻危機？

建宏是一名科技業的資深工程師，在工作上已經駕輕就熟，也不用再輪夜班，理應沒有太大的壓力。但他卻發現自己的失眠情形卻是一天比一天嚴重，導致脾氣變得暴躁，已經影響到日常生活和夫妻之間的關係……。

建宏是一名在科技業工作許久的工程師，在年末尾牙的餐會上，老闆請來了火辣的舞者助陣，但是不知道什麼原因，不管舞者跳得多麼火熱，建宏一點也不感興趣。

情緒變化大，難道是更年期到了？

吃完尾牙，緊接而來的就是農曆春節，建宏的太太問：「今年過年可以全家一起出國旅遊嗎？」

沒想到建宏卻生氣地回說：「過年就是要回家團圓，以後有的是機會出

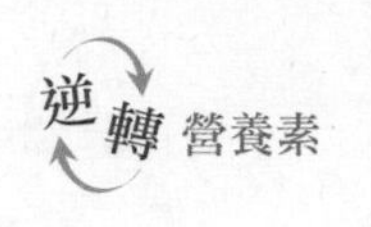

國！」像這樣沒事就吵起來的情形，在過完年之後，越來越常發生，夫妻之間的關係也逐漸陷入冰點。

雖然在工作上已經駕輕就熟，理應沒有太大的壓力，而且建宏已經是資深的工程師，可以不用輪夜班了，但是他卻發現自己的失眠情形卻是一天比一天嚴重，甚至已經影響到工作了，發覺自己不能再這麼下去，決定到身心科門診求助。

經過心理諮商與會談後，針對失眠的問題，醫師建議改善睡眠的衛生習慣，還發現建宏有性慾低下、脾氣越來越暴躁的情形，便建議他去找泌尿科醫師評估是否有「男性更年期」的問題。

建宏找了當地有名的泌尿科醫師評估，抽血發現睪固酮濃度指數標準偏低。醫師建議可以補充睪固酮改善「男性更年期」的問題。

由於比較好的藥物健保不給付，必須自費，建宏一直遲遲無法決定是否要使用藥物等級的睪固酮作為補充來源。他對於被宣告有「男性更年期」，心中滿是疑惑，而且有點傷到脆弱的自尊心。

鋅指數低下，連帶影響男性功能？

從泌尿科門診回來後，就上網搜尋是否有其它原因，使血液中的睪固酮濃度低下。沒想到就在某個醫院的衛教網頁看到：「有腦下垂體疾病或腎上腺疾病的人，也會有睪固酮濃度低下的問題。」

由於腦下垂體疾病或腎上腺疾病主要屬於內分泌疾病，建宏到內分泌的門診做評估後，內分泌科醫師說明他並沒有腦下垂體疾病或腎上腺疾病。建宏聽了醫師的話後，心中鬆了一口氣。緊接著，追問醫師：「睪固酮濃度低下只能用藥物嗎？難道沒有辦法用飲食改善嗎？」

內分泌科醫師聽了之後，建議篩檢血液中的「鋅」是否充足，沒想到，篩檢出來，建宏血液中「鋅」濃度只有正常人的一半，便建議建宏多補充鋅之外，還要多運動，這樣或許能有機會改善睪固酮濃度低下的問題。

建宏在經過了營養調整及運動介入後，再次到醫院進行抽血檢驗，發現鋅的濃度上升了，而且睪固酮濃度也上升到正常值的範圍。隨著睪固酮濃度的上升，建宏也發現到失眠、暴躁、性慾低下的症狀也慢慢有了改善，還因為症狀的改善，夫妻之間的關係也慢慢破冰，逐漸加溫回到有說有笑，吃完飯後會牽手散步的恩愛夫妻。

不「藥」可解
武龍醫師的營養診療室

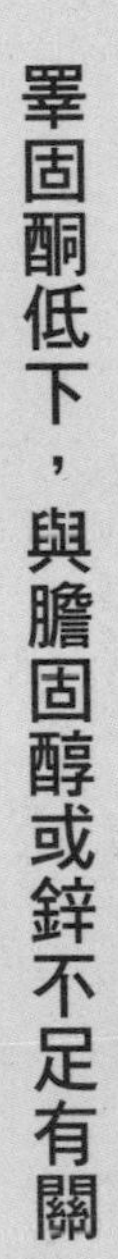

睪固酮低下，與膽固醇或鋅不足有關

人體在三十歲過後，睪固酮的分泌會逐漸減少，當睪固酮的分泌過低時，會有所謂「男性更年期」或是「男性荷爾蒙低下症」。

可能的症狀有：情緒不穩、心情鬱卒、體力衰退、夜間失眠、性慾減退、勃起障礙以及骨質疏鬆。一般而言，久坐不運動的上班族、糖尿病患者或是老年男性，有較高的風險會有睪固酮不足的症狀。

人體睪固酮的合成，需要大腦的腦下垂體產生荷爾蒙，刺激腎上腺製造睪固酮以及雌激素，所以腦下垂體疾病或腎上腺疾病有可能會造成睪固酮不足的症狀。如果青少年或是中壯年男性有睪固酮不足的問題，要注意是否有腦下垂體疾病或腎上腺疾病的可能性。

在營養的評估上，由於合成睪固酮需要膽固醇，如果血液總膽固醇過低，可能導致睪固酮的合成及分泌也會降低。「鋅」是人體所需的微量元素，動物研究發現，缺乏「鋅」的話，睪丸中負責製造睪固酮的萊迪希氏細胞（Leydig cells）會產生功能異常。

而人體的研究也發現，「鋅」缺乏的男性，補充「鋅」之後，可能會提升血液中的睪固酮濃度【註2】。所以在使用藥物級的睪固酮之前，可以考慮篩檢血液中的相關營養素是否不足。

註2　A. S. Prasad et al., "Zinc status and serum testosterone levels of healthy adults," Nutrition. 1996 May;12(5):344-8.

營養自救筆記

症狀難以改善，難道是缺「鋅」？

成年人血漿中的「鋅」的正常濃度範圍為 700～1200 μg/L。缺乏鋅的主要原因可能是營養攝取不足、營養吸收不良、營養過度流失，或營養需求增加。而如何決定誰是缺鋅的高風險族群，有時候很困難。

缺乏鋅可能會導致免疫功能低下、傷口癒合不良、生長發育障礙、性發育障礙與性功能低下、味覺及嗅覺障礙、神經及精神障礙，若有上述症狀，而且難以治療或改善時，或許可以考慮篩檢身體是否缺鋅。

另外，醫學研究顯示補充鋅，可能可以減少兩個月到五十九個月兒童的肺炎發生率【註3】。常常得到肺炎的兒童，家長或許可以注意一下，平日的飲食是否較少攝取到含鋅的食物。

有鐮刀型紅血球疾病（Sickle-cell disease）的患者可能會有睪丸衰弱症、勃起功能障礙，以及男性荷爾蒙濃度低下的現象【註4】。醫學研究顯示，這些患者有缺乏鋅的可能，而且在補充鋅之後，可能可以提升這些患者的男性荷爾蒙濃度【註5】。因為男性荷爾蒙低下會影響青春期的性

營養自救筆記

症狀難以改善，難道是缺「鋅」？

徵發育以及身高骨骼發育，所以有鐮刀型紅血球疾病的人，若有性徵或骨骼發育的問題時，可以考慮篩檢身體是否有缺鋅，不用等到長大成人之後，發生男性更年期的現象才篩檢。

註3 Z. S. Lassi et al., "Zinc supplementation for the prevention of pneumonia in children aged 2 months to 59 months," Cochrane Database Syst Rev. 2016 Dec 4;12:CD005978.

註4 A. W. Huang and O. Muneyyirci-Delale, "Reproductive endocrine issues in men with sickle cell anemia," Andrology. 2017 Jul;5(4):679-690.

註5 A. S. Prasad et al., "Effect of zinc supplementation on serum testosterone level in adult male sickle cell anemia subjects," Am J Hematol. 1981;10(2):119-27.

依據國人膳食營養素參考攝取量修訂第七版（Dietary Reference Intakes），鋅的營養建議攝取量：

年齡	0～6月	7～12月	1～3歲	4～6歲	7～9歲	10～12歲
毫克（mg）	5	5	5	5	8	10
年齡	13～15歲	16～18歲	19～30歲	31～50歲	51～70歲	71歲～
毫克（mg）	男：15 女：12	男：15 女：12	男：15 女：12	男：15 女：12	男：15 女：12	男：15 女：12
懷孕	第一期	第二期	第三期	哺乳期		
毫克（mg）	+3	+3	+3	+3		

※表中標明AI者為足夠攝取量（Adequate Intakes），未標示者為建議攝取量RDA（recommended daily allowance）。

食物的營養醫學

◆**含鋅較高的食物：**

洋菜、米胚芽、生蠔、小麥胚芽、豬腳、紅蟳、黑木耳（黑耳仔）、姬松茸、膽肝、鈕釦菇、南瓜子、山羊前腿肉片、煙燻豬肝、白花菇、板腱、白芝麻、牛後腿腱子心、奇亞籽、柳松菇、牛肋條、松子仁、小魚干、鰆魚卵、酵母粉、香菇、葵瓜子、牛後腿肉、東方異腕蝦、裙帶菜、牛小排、牡蠣、腰果、山東大蔥、鵝肝、黑芝麻、牛後腿股肉、干貝、環文蛤、豬肝、扁魚干。

03

反覆肚子疼，
小學生腎結石清不完！

出院後，父母認真地要求小男孩多補充水分，沒想到半年的時間不到，孩子的腎結石又復發了。

因為無法排除是否有其他先天代謝疾病，所以轉診至新陳代謝科進行評估……。

一位喜歡運動的八歲小學男生，平常很喜歡上體育課，再加上是獨生子，因此爸爸媽媽對他的照顧非常用心。

父母除了安排課外的才藝學習及體育活動外，因為在幼稚園時，常常感冒或是遭到病毒感染，大人也必須請假照顧他，擔心免疫力不好，每天都給小男孩補充綜合維他命。

痛到翻滾，腎臟充滿了結石！

有一天這個小男孩因為急性右腹疼痛被送來急診

治療。小孩常見右腹痛的原因是盲腸炎，看診醫師通常會先使用抗生素治療，如果再嚴重一點就會安排開刀，切除闌尾。

但是在做身體檢查的時候，醫師輕敲了小男孩肚子的右後方位置，沒想到他會有明顯的敲痛反應。醫師這時候疑惑了一下，該不會是腎結石導致的腹痛？隨即，便安排了腹部X光檢查，結果顯示，小男孩真的長了腎結石，他的疼痛並不是因為急性盲腸炎，而是腎結石造成的發炎跟疼痛。

透過了震波治療後，腎結石掉了出來，疼痛發炎也改善了。進一步檢查發現，男孩腎結石的成分分析顯示為草酸鈣。血液的檢測分析發現，血中的尿酸、鈣及副甲狀腺濃度皆正常。

因為小孩的運動量很大，醫師推測可能是長期水分補充不足，造成腎結石，醫師建議多喝水，預防腎結石再發。小孩已經不再腹痛，心中提著一塊石頭終於放下來的父母，在出院當天相當感激著醫師，不僅解決了孩子的病痛，也找出了腎結石的原因。

營養過剩，結石產生

出院後，父母認真地要求小男孩多補充水分，沒想到半年的時間不到，孩子的腎結石又復發了，因為無法排除是否有其他先天代謝疾病，所以轉診至新陳代謝科進行評估。

經過新陳代謝科的評估後，小男孩的腎功能、製造及代謝鈣質的功能仍然正常運作，然而飲食分析發現，平常的飲食都很健康，沒有吃大量含草酸的食物，但是父母平常給小孩食用的維他命含有高劑量的維生素C。

檢查了一輪之後，終於找到了問題的來源。醫師建議不要補充過量的維生素C並額外說明：「身體的水分因運動以及溫度升高造成的流失很難估計，所以水分的補充並不是固定一天喝多少毫升的水，而是要喝到一天二十四小時的排尿量有到兩千五百至三千毫升以上才可以。」

在加強了補充水分的觀念，以及避免使用過量維生素C的衛教下，小男孩果然沒有再常常因為腎結石發作而就醫了。

不「藥」可解
武龍醫師的營養診療室

汗多尿少，當心腎結石！

常見的腎結石種類有草酸鈣、磷酸鈣結石、尿酸結石、胱氨酸結石，以及感染性結石。

如果運動員或是常在大太陽下工作的農夫及工人，因為大量水分從汗水中排出，即使喝水量已經比普通人多，但是因為排汗量更大，很容易有水分補充不足的情形。所以在炎熱的夏天，因為排汗量更大，水分補充不足的情形更嚴重，有很多人在夏天產生腎結石造成的腎臟發炎跟疼痛，所以水分補足是預防腎結石的重要關鍵。

另外，如果是血糖控制不佳的糖尿病患者，因為抵抗力比較差，會發生感染性結石，結石裡面有滿滿的細菌，若是糖尿病患者，一定要認真控制血糖。

尿液中的草酸鹽大部分來自於身體的代謝產物，而百分之三十至五十來自於維生素C（ascorbic acid）的代謝產物。醫學研究顯示，服用較高劑量的維牛素C，會使得尿液中的草酸鹽（oxalate）濃度上升。如果補充過多的維生素C，再加上水分補充不夠，就有可能會造成腎結石，或是因腎結石而導致腰痛的症狀【註6】。

人體無法自行合成維生素C，雖然是身體必須的營養素，缺乏的話會造成皮膚粗糙、牙齦出血、傷口難癒合，以及免疫力低下的症狀，不過因為現代人營養攝取相當充足，維生素C不足造成的壞血病（scurvy）症狀已經比較少見，建議可以先從一般日常飲食攝取含有維生素C的食物來源即可。

註6　A. C. Baxmann et al., "Effect of vitamin C supplements on urinary oxalate and pH in calcium stone-forming patients," Kidney International, Vol. 63 (2003), pp. 1066–1071.

腎結石成分，了解你的生活與疾病

血液中維生素C濃度，正常值在6.3～14 mg/L之間（不同檢驗方式會略有不同）。一般來說，懷疑病患有壞血病（scurvy）的症狀時才會考慮檢測。

腎結石常見的成分中，百分之八十的結石為草酸鈣、磷酸鈣結石，百分之二十為尿酸結石與感染性結石，以及一些較少見的結石成分。另外，有必要的話，需考慮抽血檢驗尿酸或是副甲狀腺素。

腎結石的患者，建議做腎結石的成分分析，了解一下結石的主要成分為何。有醫學研究顯示不同的腎結石形狀以及成分分析，有時候可以反映出患者不同的飲食、生活型態或是罹患的疾病【註7】。例如，像腎結石成分如果含了大量的碳酸磷灰石（Carbapatite）的話，可能要注意是否有副甲狀腺亢進的問題，潛藏在病人身上。

糖尿病或是肥胖患者常有血液尿酸過高的問題，進而導致尿酸結石，所以高尿酸血症【註8】的人，除了水量要喝足之外，還要降低血液中的尿酸，才有辦法預防尿酸造成的腎結石復發。若是副甲狀腺素過高產生的結石問題，則需要進一步轉介內分泌及新陳代謝科，評估副甲狀腺亢進的原因，以及是否需要手術治療。

註7 J. Cloutier et al., "Kidney stone analysis: 'Give me your stone, I will tell you who you are!'," "World J Urol. 2015; 33: 157–169.

註8 高尿酸血症：血液中的尿酸濃度超過正常範圍，稱為高尿酸血症。

食物的營養醫學

美國泌尿外科學會的腎結石治療指引，建議的飲食療法主要有以下六點【註9】：

一、建議腎結石患者每天水分補充至少達到兩千五百毫升的尿量。

二、臨床醫師應勸告，有鈣結石以及高尿鈣的腎結石患者要限制鈉的攝取量，並且每日從飲食中攝取一千至一千二百毫克的鈣。

三、臨床醫師應勸告，有草酸鈣結石以及尿液有高濃度草酸鈣的腎結石患者，要限制富含草酸食物的攝取量，並且保持正常的鈣質攝取。

四、臨床醫師應勸告，有鈣結石以及尿液中的檸檬酸濃度較低的腎結石患者，應增加水果以及蔬菜的攝取量，並且限制非乳制品來源的動物性蛋白質攝取。

五、有尿酸結石、鈣結石，以及尿液有高濃度尿酸的腎結石患者，應限制非乳制品來源的動物性蛋白質攝取量。

六、胱氨酸結石的腎結石患者，應限制鈉以及蛋白質的攝取量。

飲食療法中，需要特別注意，低草酸食物不代表是健康的食物，只是一個草酸含量的歸類，最重要的是要避免常吃高草酸含量的食物。食物中草酸含量，可以用下面整理的表格做參考。

※食物草酸含量如下【註10】：

食物類別	低草酸食物（每份含量<4毫克草酸）	中草酸食物（每份含量5~10毫克草酸）	高草酸食物（每份含量>10毫克草酸）
全穀雜糧類（主食類）	玉米麵包、燕麥麵包、小麥麵粉、白米、玉米	粗粒玉米粉、古斯米、麩皮瑪芬、碎麥麵包、黑麥麵包、墨西哥玉米餅、白麵包、全麥麵包	糙米、蕎麥、山藥、硬玉米碎片、千層麵、藍莓馬芬、鬆餅、義大利麵、馬鈴薯、法國土司（兩片）

豆魚蛋肉類	雞塊、蛋、羚羊、培根、牛肉、雞肝、雞肉、火腿、肝、駝鹿、火雞、鹿肉、阿拉斯加帝王蟹、鯥魚、蛤蜊、鱈魚、比目魚、黑線鱈、大比目魚、鯡魚、鯖魚、牡蠣、鮭魚、沙丁魚、蝦、劍魚、鮪魚	熱狗、蛋捲	豆腐（一百克）、豆類二分之一杯（蠶豆、白腰豆或紅腰豆）
乳品類	全脂牛奶、脫脂牛奶、優酪乳、莫札瑞拉起司、瑞可塔起司、切達起司、低脂起司、冰淇淋、含鹽奶油	巧克力牛奶	

蔬菜類	水果類
抱子甘藍、羽衣甘藍、綠豆、芥菜、海洋蔬菜、苜蓿芽、小白菜、青花菜、花椰菜、高麗菜、韭菜、黃瓜、苦苣、青椒、生菜、香菇、洋蔥、豌豆、醃小黃瓜、蘿蔔、蔥、德國酸菜、菱角	香蕉、草莓、黑莓、藍莓、櫻桃、萊姆、鳳梨、梨子、蘋果、芒果、杏、哈密瓜、葡萄、檸檬、油桃、木瓜、桃子、芭蕉、李子、西瓜
蘆筍、菜薊、紅蘿蔔、辣紅椒、油橄欖、大豆、四季豆、蕃茄、洋蔥圈	無花果
竹筍、甜菜、胡蘿蔔、秋葵、大頭菜、菠菜、芹菜、綠葉甘藍	奇異果、柳橙、樹莓、葡萄柚、橘子

油脂與堅果種子類	亞麻籽		酪梨、碧根果、葵花籽、杏仁、腰果、花生、開心果、南瓜籽、胡桃
食品、餐點或其他雜項	咖啡、柳橙汁、蘋果汁、葡萄汁、葡萄乾、蜂蜜（一湯匙）	蔬菜牛肉湯、鮪魚沙拉、罐裝櫻桃	紅茶、熱巧克力、胡蘿蔔汁、番茄汁、番茄醬（半杯）、花生醬（一湯匙）、洋芋片、炸薯條、味噌湯（一杯）、蛤蜊巧達湯

註 9　Pearle MS et al., "Medical management of kidney stones: AUA guideline." J Urol. 2014 Aug;192(2):316-24.

註 10　哈佛大學陳曾熙公共衛生學院營養學系檔案下載網站（https://regepi.bwh.harvard.edu/health/nutrition.html）。

04

體重驟減心狂跳，甲狀腺亢進反覆復發

阿德的甲狀腺亢進一直反覆復發，從吃藥到停藥，再到復發的情形，就這樣斷斷續續，一直困擾著阿德。「怎麼甲狀腺亢進又復發了？該注意的事項，我都注意過了，真的沒有吃海帶或紫菜這一類的食物啊……。」

在學校擔任教職的阿德，身材高壯、教學風趣，深受學生的歡迎，也是很多學生私底下的愛慕對象，最近也被挖角到補習班當老師。

雖然收入大幅提升，但是每次到了招生季節，他的心理壓力就會變大，因為招收到的學生數量會影響到他的收入，在求好心切的情形下，有時候不小心就會對補習班的工作人員發脾氣。

吃藥停藥又復發，陷入復發惡夢

雖然平常愛運動保持

身材，但是有一年的冬季，阿德在沒有特別節食或少吃的情形下，竟然瘦了十公斤。一開始覺得變瘦是好現象，但隨著半夜常常睡不著覺，心悸越來越嚴重，阿德意識到身體可能出問題了。

阿德看了心臟內科的門診後，被診斷為甲狀腺亢進。在轉介到內分泌科控制病情後，心悸跟失眠都改善了。服用甲狀腺亢進的藥物持續兩年之後，由於病情穩定，醫師建議可以停藥追蹤，還提醒阿德工作壓力不要太大，心理壓力大容易影響甲狀腺亢進復發。阿德認真聽從醫師的指示，並且減少補習班的教學時數。

然而，半年後，甲狀腺亢進又復發了。從吃藥到停藥，再到復發的情形，就這樣斷斷續續，一直困擾著阿德。有一次剛好要到中部教課時，阿德又開始心悸了起來，心裡想著：「怎麼甲狀腺亢進又復發了？」為此困擾許久，再加上常常到中部教課，想著這次復發就在中部的醫院治療好了。

阿德到了中部醫院的內分泌科門診時，跟醫師陳述多年與甲狀腺亢進奮鬥的歷史，醫師聽了大致的情形後問：「你有沒有抽菸？」

阿德連忙回答：「沒有，我不抽菸，而且連飲食都很注意。」

「那你平常都注意哪些飲食不能吃？」醫師接著問。

「該注意的事項，我都注意過了，真的沒有吃海帶或紫菜這一類的食物。」

醫師沒有再繼續詢問阿德的病史，而是先幫他做甲狀腺超音波檢查，排除是否有甲狀腺毒性結節的可能性。

原因在此！甲殼類含碘量高

根據超音波檢查結果顯示，阿德的甲狀腺確實比較腫大，而且裡面的血流很豐富，但是並沒有看到明顯的結節，符合甲狀腺機能亢進的超音波影像表現，所以醫師覺得得到甲狀腺毒性結節的可能性不高。

醫師後來又問阿德：「在甲亢復發之前，最近有吃海鮮嗎？有服用任何其它藥物嗎？」

阿德說：「我沒有在服用任何藥物，不過，我還蠻愛吃海鮮的。醫師，這不可以吃喔？」

「最近都吃什麼海鮮？吃多少？」醫師接著問。

「最近有到飯店的餐廳用餐，因為是吃到飽餐廳，一次就吃了好幾盤蝦子和好幾隻的螃蟹。」

醫師聽完回答後，終於找出了甲狀腺亢進會一直反覆復發的原因，「其實甲殼類動物的含碘量相對於一般的食物來說，算是偏高的，不能一天之內大量進食。常常攝取過多的碘，有的人體質可能比較容易甲狀腺亢進復發。」

阿德聽了之後恍然大悟地說：「原來是這樣啊，難怪常常甲狀腺亢進復發。」

醫師接著還交代了一些藥物使用的相關衛教。在服用甲狀腺亢進藥物後，阿德的症狀又控制了下來。

穩定治療以及追蹤一段時間後，醫師建議可以暫時停藥，定期回門診追蹤觀察。阿德遵守著醫師的衛教指示，不敢再一次進食大量的高含碘食物了。因此，這次停藥之後，甲狀腺亢進就沒有再復發了。

不「藥」可解
武龍醫師的營養診療室

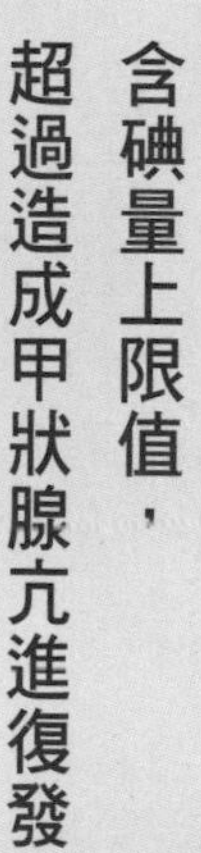

含碘量上限值，超過造成甲狀腺亢進復發！

甲狀腺機能亢進一般好發在女性身上，但是如果男性有抽菸的習慣，會增加罹患甲狀腺機能亢進的風險。

甲狀腺機能亢進患者使用藥物治療一至兩年後，有部分的人就可以順利停藥，定期追蹤就好，但是要注意之後有無甲狀腺機能亢進復發的情況或症狀。一般除了心理壓力大或作息不正常容易導致甲狀腺亢進復發外，抽菸的人若是沒有戒菸也會容易復發。

相關醫學研究指出，在飲食方面，平日攝取含碘的食物不一定會引起甲狀腺機能亢進復發，但是平日若攝取較少的含碘量，又突然間攝取大量的碘，就有可能造成甲狀腺亢進復發【註11】。

甲狀腺亢進的患者，常有心跳快、心悸、手抖、體重減輕、怕熱、走路會喘、眼睛突等症狀。但是有些患者的症狀可能只會以失眠、皮膚發癢、慢性腹瀉來表現。曾有慢性腹瀉的患者，後來是經由健檢才發現，原來是因為甲狀腺亢進造成慢性腹瀉。

一般的營養需求建議：成人每天碘需求量為一百四十微克（μg）；孕婦每天碘需求量為二百微克（μg）【註12】；甲狀腺亢進的患者，在甲狀腺亢進的急性期，要少吃含碘食物。穩定控制病情時，含碘食物可以安心使用，只是攝取量不能一次攝取過多。

大部分的人都知道，海帶、柴菜及十字花科蔬菜的含碘量比其它一般食材高，但是有一部分的人忽略了其實甲殼類動物的含碘量也是偏高。食用幾隻蝦或一隻蟹，不至於超過碘攝取量一天的上限值。不過如果是整盤整盤地吃，就有可能超過一天建議碘攝取量上限值，如果有甲狀腺自體免疫疾病的人，攝取過高的碘，有的人會容易造成甲狀腺亢進復發。

註11 J. Liu et al., "Antithyroid Drug Therapy for Graves' Disease and Implications for Recurrence," Int J Endocrinol. 2017; 2017: 3813540.

註12 國人膳食營養素參考攝取量修訂第七版（Dietary Reference Intakes）。

營養自救筆記

營養、骨質流失快，小心營養缺乏！

檢測人體平日飲食的碘離子攝取量，可以測量尿中碘的濃度。若尿中碘的濃度一公升小於一百微克（μg/L），就是「碘缺乏」。尿中碘的濃度 100 ~ 199 μg/L，為碘攝取的適當範圍，若尿中碘的濃度大於 200 μg/L，對於比較敏感的人，就有可能造成甲狀腺亢進。

由於甲狀腺亢進的人，身體營養素的消耗以及骨質流失比較快，要注意平日鈣跟維生素 D 的攝取是否足夠。

針對這類型的患者目前沒有明確的營養建議，到底鈣跟維生素 D 要增加多少攝取量？如果要確定骨質的營養是否充足，可能只能用抽血檢驗來評估。

依據國人膳食營養素參考攝取量修訂第七版（Dietary Reference Intakes），碘的營養建議攝取量：

年齡	0～6月	7～12月	1～3歲	4～6歲	7～9歲	10～12歲
微克（μg）	AI＝110	AI＝130	65	90	100	110
年齡	13～15歲	16～18歲	19～30歲	31～50歲	51～70歲	71歲～
微克（μg）	120	130	140	140	140	140
懷孕	第一期	第二期	第三期	哺乳期		
微克（μg）	+60	+60	+60	+110		

※表中標明AI者為足夠攝取量（Adequate Intakes），未標示者為建議攝取量RDA（recommended daily allowance）。

◆**常見的含碘藥物：**

含碘的咳嗽藥水、含碘的綜合維他命、優碘消毒液、含碘顯影劑、胺碘酮（Amiodarone）【註13】。

◆**含碘量較多的食物：**

含碘麵包、含碘鹽、有添加赤蘚紅人工色素的食品（赤蘚紅在台灣為食用紅色七號色素，化學結構含有碘）、海帶、紫菜、昆布、魚油、深海魚、甲殼類及貝類、蝦、蘆筍、菠菜、大頭菜、乳製品、蛋、甜菜、萵苣、辣椒、淡水魚、胡蘿蔔、洋蔥、堅果、牛奶、高麗菜、黃瓜【註14】。

註13 胺碘酮（Amiodarone）：為一種抗心律不整藥，可用於預防或治療數種心律不整症狀。胺碘酮的化學結構式含「碘」，所以使用高劑量的胺碘酮，身體等同於攝取了高量的碘。

註14 F. M. FORDYCE, "Database of the Iodine Content of Food and Diets Populated with Data from Published Literature," British Geological Survey Commissioned Report, CR/03/84N. 50pp.

05

切除單側甲狀腺，疲憊、鬱悶樣樣來

喬安開刀後，即使服用了甲狀腺素，在飲食沒有改變之下，還胖了六公斤，臉跟腳變得很容易水腫，心情也常常鬱悶，不知該如何是好……？

喬安有一天照鏡子發現，自己的脖子腫腫的，以為是感冒造成，但是感冒都好了兩個星期了，脖子雖然沒有壓痛的症狀，但是還是很腫大。

於是，喬安趕緊去看內分泌科做檢查，醫師做完身體檢查後，安排了甲狀腺超音波檢查。

開刀後，不適的症狀全跑出來

檢查報告顯示甲狀腺的右側有甲狀腺結節，由於結節大於一公分，醫師建議要做甲狀腺細針穿刺抽吸進行化驗。

喬安聽到要做抽吸，心裡難免有點害怕，醫師看到她有點驚恐的表情，跟她解釋：「細針穿刺抽吸用的針，比一般抽血用的針還要細很多，也比抽血還不痛。細針穿刺抽吸並不是做手術，很像是在抽血，只不過是在頸部下針，抽吸的時間很短，一下子就結束了。」

喬安放心地聽取醫師的建議，接受了甲狀腺細針穿刺抽吸。很幸運地，檢查的結果顯示，細胞學檢查沒有看到惡性細胞。醫師根據超音波以及甲狀腺細針穿刺抽吸的細胞學檢查結果，建議追蹤檢查就好，不需要開刀治療。

內分泌科醫師原本以為喬安會乖乖按時追蹤，結果到了安排的回診時間，卻沒有看到人影。沒想到兩年過後，喬安再次回到內分泌科，卻已經開刀切除單側的甲狀腺了。

醫師很納悶地問喬安：「妳怎麼又想回來這邊看診了？怎麼會跑去做甲狀腺手術？」

喬安跟醫師解釋：「因為醫師說只要追蹤就好，但是因為心裡還是不太放心，又跑去別的地方諮詢其他醫師，幫我做手術的醫師曾說：『這種狀況可以開刀處理，脖子手術完後就不會看起來腫腫的，也會比較美觀。而且手術只切除單側，通常不需要像全側甲狀腺切除的患者一樣，需要一輩子吃藥！』但是自從開完刀後，雖然傷口跟外觀恢復得不錯，卻總是覺得人很疲倦。」

「在開刀完，過了一陣子後的回診發現，甲促素（ＴＳＨ）異常飆高，有甲狀腺功能不足的情形。手術醫師有開立甲狀腺素給我補充，甲促素（ＴＳＨ）的血液濃度也恢復到正常值。可是開刀後，即使服用了甲狀腺素，在飲食沒有改變的情況之下，竟然胖了六公斤。臉跟腳也變得很容易水腫，心情也常常感到鬱悶。更奇怪的是，手術後，還常常有手痛、手麻的症狀，即使有做復健治療，效果都很普通，但是，回診的時候，開刀醫師卻又說：『這些症狀都跟手術無關。』可是這些多半是開刀後才有的症狀，一直無法解決，上網也找不到答案，所以才希望同來聽聽醫師的意見。」

補充三碘甲狀腺素，回到兩年前的自己

內分泌科醫師聽了喬安甲狀腺手術後遇到的症狀後，先跟她說：「即使是開單側的甲狀腺手術，仍然會有一部分的人產生甲狀腺功能低下，需要服用甲狀腺素，所以不是每個有甲狀腺結節的患者，都會建議開刀，需要做詳細的評估才行。」

醫師為喬安安排了進一步的檢驗做分析。結果顯示，雖然甲促素（ＴＳＨ）及游離甲狀腺素（free T4）在正常範圍內，但是三碘甲狀腺素Ｔ３的血液濃度卻是偏

低。

醫師跟喬安建議，因為有很多症狀在手術後產生，服用甲狀腺素的改善有限，而且血液中的三碘甲狀腺素T3濃度有偏低的現象，可以考慮試試看服用含有三碘甲狀腺素的藥物。喬安接受了醫師的建議，從低劑量含有三碘甲狀腺素的藥物開始補充，沒有想到，臉部及腳部的水腫逐漸消腫了，而且體重也恢復到開刀前的重量。意外的是，手麻的症狀竟然也逐漸改善。

喬安回診追蹤時，三碘甲狀腺素T3濃度真的也恢復到正常值。看診期間，回想起開刀後那兩年的症狀以及心路歷程，眼淚不自覺地流了下來對醫師說：「醫師，謝謝你！你把兩年前的我，找了回來。」

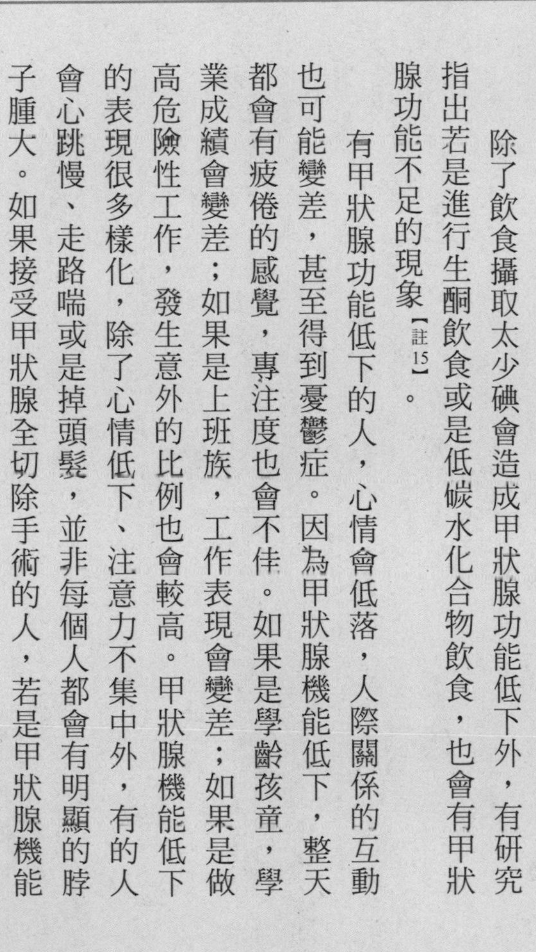

不「藥」可解
武龍醫師的營養診療室

為什麼補充甲狀腺素，症狀仍不會改善？

除了飲食攝取太少碘會造成甲狀腺功能低下外，有研究指出若是進行生酮飲食或是低碳水化合物飲食，也會有甲狀腺功能不足的現象【註15】。

有甲狀腺功能低下的人，心情會低落，人際關係的互動也可能變差，甚至得到憂鬱症。因為甲狀腺機能低下，整天都會有疲倦的感覺，專注度也會不佳。如果是學齡孩童，學業成績會變差；如果是上班族，工作表現會變差；如果是做高危險性工作，發生意外的比例也會較高。甲狀腺機能低下的表現很多樣化，除了心情低下、注意力不集中外，有的人會心跳慢、走路喘或是掉頭髮，並非每個人都會有明顯的脖子腫大。如果接受甲狀腺全切除手術的人，若是甲狀腺機能沒有補充到正常水平，也會有低下症狀。

單側葉甲狀腺切除術（thyroid lobectomy）雖然只切除單側整葉甲狀腺，但是仍有醫學研究顯示百分之三十二・八左右，在手術後產生甲狀腺機能低下，需要服用甲狀腺素補充【註16】。若是為了美觀問題，需要治療良性的甲狀腺結節，不一定只能靠手術切除，還可以考慮做甲狀腺結節及腫瘤射頻消融治療。為什麼有人即使補充甲狀腺素，症狀不會改善呢？甲狀腺功能若是低下，不管是手術、自體免疫性疾病，或是橋本氏甲狀腺炎造成的，醫師會開立甲狀腺素給予補充。

甲狀腺素有二種，一種為左旋甲狀腺素（Levothyroxine），俗稱「合成Ｔ４」，另一種為三碘甲狀腺素（Liothyronine），也就是「合成Ｔ３」。由於左旋甲狀腺素的半衰期較長，血液中的藥物濃度更穩定，所以通常患者多服用此種。一般而言，補充左旋甲狀腺素即合成Ｔ４，患者血液中的Ｔ３或 free T3 也會上升到充足的濃度，但是有些人因為脫碘酶

（deiodinase）基因跟別人不同，只補充左旋甲狀腺素，仍然會有疲倦或是憂鬱的症狀【註17】。目前有些治療指引建議，若是只補充左旋甲狀腺素還是會有症狀的人，可以跟內分泌專科醫師討論是否需同時補充合成T4及合成T3。

註15 E. Kose et al., "Changes of thyroid hormonal status in patients receiving ketogenic diet due to intractable epilepsy," J Pediatr Endocrinol Metab. 2017 Apr 1;30(4):411-416.

註16 D. De Carlucci Jr et al., "Thyroid function after unilateral total lobectomy: risk factors for postoperative hypothyroidism," Arch Otolaryngol Head Neck Surg. 2008 Oct;134(10):1076-9.

註17 J. Jonklaas et al., "Guidelines for the Treatment of Hypothyroidism: Prepared by the American Thyroid Association Task Force on Thyroid Hormone Replacement," Thyroid. 2014 Dec 1; 24(12): 1670–1751.

營養自救筆記

查看飲食紀錄，評估營養攝取

如果攝取的碳水化合物太少，尿液檢驗或是血液檢驗可能會發現有酮體的產生。但是臨床上，一般不會靠抽血去評估是否攝取的碳水化合物是否足夠，常見的方法是看患者的飲食記錄，評估碳水化合物的攝取是否足夠。

抽血化驗游離甲狀腺素（free T4）及甲促素（TSH）可以得知是否有甲狀腺機能低下的問題，服用甲狀腺素補充的人，通常會把劑量調整到甲促素（TSH）在正常範圍。

大部分的患者，甲促素（TSH）在正常範圍，不會有甲狀腺低下的症狀，但是有一些人即使甲促素（TSH）在正常範圍，可能仍然有甲狀腺低下的症狀，這時候可以考慮讓甲狀腺專科醫師評估，有需要的患者或許會檢測血液中的T3或其他相關檢驗。

食物的營養醫學

除了從食物中可以補充攝取營養素及碘之外，還可以從食物中補充荷爾蒙。中醫有所謂的「以形補形」，例如食用動物的腎臟來活化人體的腎臟。在內分泌的西方醫療史中，其實也有相同的例子。

在甲狀腺功能低下的患者，早期曾在人體的皮下，注射動物的甲狀腺萃取物，來改善甲狀腺功能低下的症狀。但是在動物的甲狀腺萃取物的製作過程中，殺菌、去菌或去除雜質過程若沒有做好，皮下注射補充甲狀腺素，反倒會產生感染或是過敏的問題。

後來有醫生試著從羊的身上拿取甲狀腺，提供甲狀腺功能低下的患者直接從嘴巴服用，來補充甲狀腺荷爾蒙，沒想到患者的症狀也漸漸改善，間接證明了直接服用動物的甲狀腺萃取物是可行的方法【註18】。

目前因為藥物製程的改良與進步，有甲狀腺功能低下的患者，醫師大多開立左旋甲狀腺素（合成T4）錠劑給患者補充。不過由於有些人先天上的脫碘酶（deiodinase）基因跟別人不同，只補充左旋甲狀腺素，仍然會有甲狀腺功能低下的症狀，以及T3濃度偏低的情形。

由於動物的甲腺腺不只含有Ｔ４，也有Ｔ３，所以坊間會有民眾的經驗傳說，指出服用醫師開立的左旋甲狀腺素（合成Ｔ４）沒改善，反而是補充以動物為來源的甲狀腺荷爾蒙才改善，其實不然。

由於使用以動物為來源的甲狀腺荷爾蒙萃取物，甲狀腺荷爾蒙的劑量跟吸收不會很穩定，一旦使用過量，可能會遇到心搏過速或是甲狀腺亢進的症狀。目前有很多醫學的研究案例指出，有些販賣豬肉的人，沒有把豬的甲狀腺去除，讓沒有甲狀腺功能低下的人吃到含有甲狀腺素的豬肉，造成有的人因為甲狀腺亢進、心跳過快，而需要去緊急就醫。

如果補充左旋甲狀腺素，仍然會有甲狀腺功能低下的症狀，應該請內分泌科醫師評估是否需要併用合成Ｔ４及合成Ｔ３【註19】。

註18 H. W. G. Mackenzie, "A Case of Myxœdema Treated with Great Benefit by Feeding with Fresh Thyroid Glands," BMJ 1892;ii:940–1.

註19 W. M. Wiersinga et al., "2012 ETA Guidelines: The Use of L-T4 + L-T3 in the Treatment of Hypothyroidism," Eur Thyroid J 2012;1:55–71.

06

日常飲食不注意，造成甲狀腺功能低下

台灣在過去實施食鹽加碘後，學童的甲狀腺腫大的罹患率大幅下降。不過，從二〇〇三年後，食鹽加碘已改為自願性添加。許多標榜健康鹽的產品，可能減低鈉的含量，但是卻不一定有添加碘。購買前要注意包裝上是否有「含碘」或「添加碘」的標示。

剛成為新手媽媽不久的佳綺，每天照顧小孩的時間幾乎估去了她所有的時間。

老公雖然不用加班，但是他回家很少幫小孩泡奶粉、換尿布或是洗澡，使得佳綺常常覺得很疲累，甚至有一度快覺得自己有產後憂鬱症的傾向。

掉髮、水腫，檢查卻一切正常？

小孩快三歲的時候，就順利戒掉尿布跟喝奶粉了，也讓辛苦的佳綺鬆了一口氣。沒想到在小孩過三歲生日的時候，佳綺發現自己又懷孕了，雖然還不知道懷的是男生還是女生，喜歡小孩的佳綺，臉上總是洋溢著喜悅的笑容。

在懷第二胎快三個月的時候，佳綺覺得走路越來越喘，腳也經常水腫。即使她抬腳睡覺，一覺醒來腳還是腫脹。平常做為全職媽媽的她，第一個小孩已經三歲了，已經比剛出生好照顧太多，但是自己懷了第二胎後，總覺得很疲倦，注意力也無法集中；洗髮的時候，掉了很多頭髮，排水孔都被頭髮堵住了。

佳綺回婦產科門診追蹤時，告知主治醫師在懷第一胎的時候，有甲狀腺功能低下的病史，而且當時也有類似疲累、走路會喘的症狀，希望醫師幫她安排甲狀腺功能檢查。檢查結果真的發現，甲促素（TSH）超過正常人的數值範圍。

婦產科醫師接著安排她到內分泌科門診，做進一步的追蹤與治療評估。內分泌科醫師安排了甲狀腺超音波檢查，檢查結果並沒有發現甲狀腺有異常的腫大、血流增強，或是產生結節的影像表現。進一步抽血檢查顯示，甲狀腺疾病相關的抗體檢查也都顯示為陰性。

缺碘缺很大，食用鹽要含碘

醫師向佳綺詢問了以前的病史，她表示曾經在懷第一胎的時候，檢查出甲狀腺功能低下後，有使用過甲狀腺素補充治療。但是生完小孩後，甲狀腺功能追蹤又發現已經恢復正常，並且停用了藥物。醫師再進一步詢問她平常在家煮飯，吃的是哪種鹽？

佳綺不知所措的問醫師：「這個會影響喔？」

醫師回答：「如果吃的鹽是無碘鹽，其它含碘的食材又吃的比較少，會造成碘攝取不足。長時間缺乏碘，就會造成甲狀腺功能低下！通常煮菜用鹽的外包裝會標示有沒有含碘。」

佳綺臉上一副晃然大悟的表情，跟醫師說：「我們是在超市買的進口海鹽，包裝上面似乎沒有寫是否含碘。」

醫師建議懷孕的佳綺要攝取足夠的碘離子，因為不只是會影響到自己，產生甲狀腺功能低下的症狀，也會使胎中寶寶的生長發育受到影響。佳綺回家後，檢查平常煮菜用的鹽發現，上面的內容成分並沒有任何字眼註明是否含有碘離子。

佳綺聽從醫師的建議，把無碘鹽改為含碘鹽，並且在飲食上注意是否有攝取到含碘的食材。在改變了碘的攝取量之後，佳綺走路會喘、容易疲勞、手腳及全身水腫的現象，逐漸有了改善。抽血追蹤也發現，甲狀腺功能也恢復到正常範圍了。醫師也建議不需要額外補充甲狀腺素。在定期回診追蹤評估甲狀腺功能後，佳綺最後也順利地生下第二胎的健康寶寶。

不「藥」可解
武龍醫師的營養診療室

懷孕媽咪要注意，甲狀腺低下會影響胎兒生產！

造成甲狀腺功能低下的原因有腦下垂體疾病、橋本氏甲狀腺炎，以及碘離子的攝取不足等原因。若是曾經接受甲狀腺手術、放射性碘治療或頭頸部癌症放射治療的患者，因為甲狀腺被切除或者被破壞，造成無法分泌足夠的甲狀腺荷爾蒙，也會有甲狀腺功能低下的情形。

要注意的是，接受頭頸部癌症放射治療的患者，通常在接受放射治療後，很多患者不會馬上有甲狀腺功能低下的情形，很多患者是在多年之後，才產生症狀。如果是手術切除甲狀腺後，引起的手術後甲狀腺功能低下，即使多攝取含碘的食材，對於甲狀腺機能的恢復可能沒有什麼幫助。

但是如果因為攝取的碘不足造成甲狀腺機能不足，提升碘離子的攝取量，甲狀腺功能低下的情形可能會改善。

懷孕的時候，因為動情素的上升，刺激了肝臟合成甲狀腺球蛋白，相對的游離甲狀腺荷爾蒙會稍微減少，也會使得甲促素（TSH）稍微上升。由於懷孕婦女的甲狀腺會穿過胎盤，再加上甲狀腺素的代謝增加，使得甲狀腺荷爾蒙的需求增加，也使得碘離子的需求量也比一般成人還多。

一般的營養需求建議：成人每天的碘需求量為一百四十微克（μg）；孕婦每天的碘需求量為二百微克（μg）；哺乳期每天的碘需求量為二百五十微克（μg）【註20】。

如果孕婦攝取的碘離子不夠，會導致甲狀腺機能低下的症狀，可能會有心跳慢、走路會喘、水腫或者是掉頭髮。甲狀腺機能低下的表現很多樣化，有的人是注意力或記憶力變差，或是常常容易心情低落，而且並不一定每個人在外觀上都會有明顯的脖子腫大。

孕婦若是未及時發現甲狀腺機能低下的症狀並且治療，

可能會產生流產、早產、妊娠高血壓、產後大出血、新生兒呼吸窘迫症候群等嚴重的併發症。所以懷孕的婦女，若是懷疑有甲狀腺機能低下相關的症狀，即使沒有脖子腫大，也要至內分泌科門診評估是否有甲狀腺功能異常的情形，以免產生嚴重的併發症。

產後哺乳期的碘需求量其實比懷孕時期還高，哺乳媽媽若是太急於減重恢復身材，沒有注意碘的攝取的話，有可能也會有甲狀腺機能低下的症狀產生，甚至是產後憂鬱症。

註20　國人膳食營養素參考攝取量修訂第七版（Dietary Reference Intakes）。

營養自救筆記

注意食用鹽含碘標示！

檢測人體平日飲食的碘離子攝取量，可以測量尿中碘的濃度，若尿中碘的濃度<100μg/L，為碘缺乏。

台灣在過去實施食鹽加碘後，學童的甲狀腺腫大的罹患率大幅下降。不過從二〇〇三年後，食鹽加碘已改為自願性添加。許多標榜健康鹽的產品，可能減低鈉的含量，但是卻不一定有添加碘。購買前要注意包裝上是否有「含碘」或「添加碘」的標示。

另外要注意的是，甲狀腺癌的患者，在接受放射碘治療前，有一段時間需要進行「低碘飲食」。低碘飲食就是要減低碘的每日攝取量，這時候反而要考慮使用無碘鹽。

除了碘攝取不足造成甲狀腺機能異常之外，進行生酮飲食或是低碳水化合物飲食，也會有甲狀腺功能不足的現象【註21】。嚴格施行生酮飲食的人，血液或是尿液會產生酮體，但是要注意的是，孕婦即使沒有進行低碳水化合物或生酮飲食，若是飲食的總熱量不足以提供身體的熱量

營養自救筆記

注意食用鹽含碘標示！

需求、飢餓過久或是嚴重脫水，也會產生酮體。

而有糖尿病或是妊娠糖尿病的孕婦，若是血糖飆高沒有控制，即使有吃碳水化合物，也可能會產生酮酸中毒的嚴重併發症。因為產生酮體的原因不是只有熱量或碳水化合物攝取不足，所以看到孕婦產生酮體，不能直接建議要增加飲食攝取量，還需要評估孕婦是否有血糖問題，以及水分攝取是否充足。

可參閱 Chapter 2「04 體重驟減心狂跳，甲狀腺亢進反覆發」（第一〇三頁）關於碘離子每日的建議攝取量，以及含碘的食物列表。

註 21　E. Kose et al., "Changes of thyroid hormonal status in patients receiving ketogenic diet due to intractable epilepsy," J Pediatr Endocrinol Metab. 2017 Apr 1;30(4):411-416.

Chapter 3

健康靈活不卡關
骨骼與關節的硬道理

骨質所需要的營養，除了鈣之外，還需要維生素 D 與維生素 K。

一般人除非進行極度偏離主流的飲食型態，很少人會缺乏維生素 K，然而，現代人工作與活動都在室內，再加上飲食不均衡，很多人都有維生素 D 缺乏的症狀。

01

還沒到更年期，關節痛到站不起來！

工作到一半的時候，小嵐膝蓋突然痛了起來，甚至痛到無法站立。

半年後，不只是關節痛沒有好，身體健康狀況一直惡化，使得小嵐開始考慮是否要辭掉工作轉換跑道……。

四十多歲的會計師小嵐，由於科技業的競爭大、變化快，為了力求有好的表現，常常坐在辦公桌前，整理跟分析財務狀況，一坐就是好幾個小時。忙碌的時候，甚至四個小時都沒離開過座位，連喝水都沒有。

科技公司壓力大，血糖飆高關節疼痛

由於科技業公司都有定期為員工健檢，小嵐很早就被診斷出有高血壓、糖尿病的病症。雖然這麼年輕就得到糖尿病，讓小嵐有點難以接受，但是家族有糖尿病的病史，因此只好以家族遺傳為由來安慰自己。

雖然工作忙碌，也一直有固定在門診追蹤跟治療高血壓、糖尿病。不過有一天工作到一半的時候，膝蓋突然痛了起來，甚至痛到無法站立。她起身動一動伸展身體，卻沒想到膝蓋痛還是沒有好，因為痛得很厲害，所以下班後就趕緊到門診查看狀況。

因為小嵐有高血壓跟糖尿病，平常又不是做粗重需要勞力的工作，年紀也沒有很大，醫師認為她會關節突然痛起來，可能是痛風造成的症狀。小嵐按醫囑服用痛風的藥物，並且認真注意少吃到高普林的食物。但是關節痛時好時壞，並沒有真正完全改善。

回診的時候，血液檢驗也發現血液的尿酸濃度在正常範圍內，小嵐的糖尿病醫師因為懷疑可能是風濕免疫的疾病，建議轉診到風濕免疫科看診。

風濕免疫科安排了很多血液抗體的檢查，沒想到血液檢查的結果都是陰性，在X光的檢查報告中，發現有輕微的膝蓋退化現象。綜合病史跟檢查結果，醫師認為她沒有紅斑性狼瘡，也沒有類風濕性關節炎，應該只是退化性關節炎。小嵐吃了止痛藥後，關節痛稍稍有了改善。

雖然吃止痛藥，胃會有點不舒服，但是比起膝蓋痛起來不能工作的情況下，吃藥所產生的副作用，還是可以接受的範圍。但是小嵐心中還是覺得很納悶，沒有停經也還沒有五十歲的她，怎麼會這麼早就得到退化性關節炎了呢？

後來再去掛復健科、骨科的門診，得到的答案也是退化性關節炎。半年後，不只是關節痛沒有好，甚至因為血糖很容易飆高，醫師建議要再加一種血糖藥控制血糖。身體健康狀況一直惡化，使得小嵐開始考慮是否要辭掉工作轉換跑道。

含鐵量比常人高，軟骨輕微鈣化

有一天小嵐在電梯，遇到了鄰居，談起了自己困擾已久的關節痛問題，鄰居跟她介紹了自己看診的新陳代謝科醫師，讓她去做代謝性關節炎的評估與治療，或許可以檢查出其它沒有發現到的問題。

小嵐後來真的聽進了鄰居的建議，來到了新陳代謝科門診進行評估。醫師仔細詢問病史，以及發病跟疼痛的情形，並說明了很多退化性關節炎以外的關節病變跟可能病因。

醫師用軟組織超音波檢查發現，小嵐的關節沒有明顯的痛風石，疼痛的位置也不在髕腱或是鵝掌肌肌腱的位置，所以排除了髕腱炎、鵝掌肌肌腱炎的可能性。不過在軟組織超音波檢查發現，膝蓋裡的軟骨有輕微鈣化的現象。

醫師建議抽血評估是否有鐵質沉著症（Hemochromatosis）的情形，沒想到抽血發現，血中的儲鐵蛋白（Ferritin）超過 1000 ng/mL，大於正常人濃度的好幾倍。

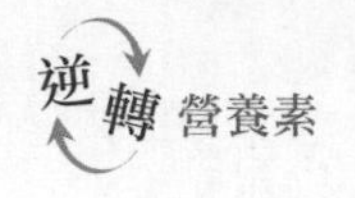

進一步抽血分析，運鐵蛋白飽和度（transferrin saturation）也非常的高。醫師安排放血做治療，同時也建議含鐵量高的食物也要減少攝取。

經過了排鐵的療程跟飲食控管後，血中的儲鐵蛋白濃度有了顯著的下降，沒想到小嵐關節疼痛的症狀也逐漸改善了。最特別的是，血糖竟然也不再隨意飆高，原來多加的一種血糖藥，也順利減了回來。

由於關節疼痛的改善，加上血糖的穩定，小嵐覺得生活品質改善很多，也越來越有信心找回原有的健康狀態。她在回診後的隔天，把原本放在抽屜裡的辭呈拿出來看了一眼後，開心地把它撕掉了。

不「藥」可解
武龍醫師的營養診療室

體內鐵質過高，易有併發症

一般糖尿病患者常見的代謝性關節炎就是尿酸高所造成的痛風性關節炎，但是同時有難治療的關節炎及糖尿病患者，必須要考慮是否有肢端肥大症（acromegaly）或是鐵質沉著症。

肢端肥大症患者，由於生長激素異常分泌，造成了糖尿病跟關節腫大變形。比較特別的是，退化性關節炎的患者，手部關節的軟骨會變得比正常人薄，而肢端肥大症手部的關節軟骨卻是會變得比正常人厚。

鐵質沉著症是一種鐵質在身體累積過量，導致各種器官受損的疾病。鐵質沉著症患者，身體會大量吸收鐵質，但是無法順利代謝排出身體，會在身上累積。如果累積在腦下垂體，會造成腦下垂體的內分泌失調；累積在心臟，會造成心肌病變；累積在肝臟，會造成肝發炎或肝硬化；累積在胰臟破壞胰臟細胞，就會形成糖尿病；而累積在關節，就會形成關節炎【註1】。

不過這種疾病體質的人，在年紀還小時，身上鐵質累積的量還不多，通常都會在中壯年之後，才開始有鐵質沉著症的症狀產生。在超音波的影像上，有可能看見像焦磷酸鈣沈積（calcium pyrophosphate deposition, CPPD）所造成的關節炎，而有軟骨鈣化現象。

鐵質沉著症患者的治療方式有放血、使用排鐵劑，以及減少含鐵量高的飲食。一般而言，治療後，血液中的儲鐵蛋白濃度會下降，但是可能會慢慢地爬升回來。所以有的患者，必須定期接受放血治療。目前鐵質沉著症的篩檢跟併發糖尿病的治療，還沒有一定的共識。

不過，一般糖尿病的治療，不能降低鐵質沉著症患者血液中的高濃度儲鐵蛋白，只能夠降低血糖，所以即使血糖控制良好，身上過多的鐵質還是一直在累積，越晚才發現有鐵質沉著症的體質，患者全身累積的鐵質更多，可能會有更多的鐵質沉著症的併發症。

而鐵質沉著症所導致的糖尿病，並不一定能跟著鐵質沉著症治療而改善。因為如果發現得太晚，可能胰臟細胞都快死光了，想藉由鐵質沉著症治療改善血糖波動的效果可能就會打折。由於一部分的鐵質沉著症來自於基因遺傳，有鐵質沉著症家族史的人，要考慮定期追蹤血液中的鐵質是否有越來越多的傾向。

註1 B. R. Bacon et al., "Diagnosis and Management of Hemochromatosis:2011 Practice Guideline by the American Association for the Study of Liver Diseases." Hepatology. 2011 Jul; 54(1): 328–343.

營養自救筆記

鐵質沉著症——身體大量累積鐵

身體是否缺鐵，可做儲鐵蛋白（Ferritin）的抽血檢驗。正常成人血清中儲鐵蛋白（Ferritin）濃度範圍為 10 ～ 300 ng/mL。如果是鐵質沉著症患者，由於代謝異常，濃度常會大於 300 ng/mL。經常接受輸血、身體發炎，或有其它慢性疾病，儲鐵蛋白濃度範圍也可能稍稍大於 300 ng/mL。若不確定是否為鐵質沉著症，還可以考慮檢驗運鐵蛋白飽和度（transferrin saturation）做鑑別診斷【註2】。要注意的是，血液中的儲鐵蛋白濃度正常，不代表沒有鐵質沉著症，因為鐵質可能還在累積中，需一段時間的檢驗數值才會顯現異常。

可參閱 Chapter 1「01 皮癢危機！我的身體有小蟲子在爬！」（第二十五頁）

註 2　M. Koperdanova& J. O. Cullis, "Interpreting raised serum ferritin levels," BMJ. 2015 Aug 3;351:h3692.

02

長時間站立滴水未進，導致阿基里斯腱發炎

腳跟有點痠，想說回家睡個覺就好了。沒想到半夜的時候，腳跟突然痛了起來，由於痛到沒有辦法走路，阿德只好趕快一早起來，請假就醫……。

從大學畢業後，阿德就一直在科技業上班。在冬至的晚上，阿德跟幾位做土木的高中同學聚餐，一群人在有名的吃到飽餐廳，開心地享用海鮮、牛排、火鍋與啤酒。

長時間走動，腳痛到無法走路？

阿德從小家教嚴格的關係，菸酒不沾，即使出了社會工作也一樣，所以，每到了喝酒的聚會場合，他一直選用果汁來喝。當一群人用完餐走出餐廳時，阿德突然覺得腳跟有點痠，想說可

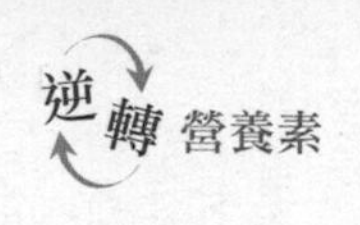

能是整天在機台與機台間走來走去，導致腳太累的關係，回家睡個覺應該就會好了。

沒想到睡到半夜的時候，阿德的腰突然覺得很痠，而且腳跟突然痛了起來，就算趕緊拿冰塊冰敷，止痛的效果似乎也沒有很好。由於痛到沒有辦法走路，阿德只好趕快一早起來，請假就醫。醫師開立了止痛藥，並且解釋腳痛是因為阿基里斯腱發炎，交代以後運動前要加強暖身放鬆肌肉，並且要穿有足弓支撐的鞋子，才能改善扁平足所造成的走路姿勢不良問題。阿德吃了止痛藥後，疼痛有微改善，隔天就回到公司，繼續操作機台。

阿德因為工作時要穿無塵衣，穿脫非常不便，因此就算上班途中有些口渴，也會忍耐到吃飯的時候再喝點水。然而，症狀好轉沒多久，工作到一半時，腳跟又突然痛了起來，眼看午休時間快到了，阿德心裡想著稍微忍著疼痛，等到吃中餐時，再吃止痛藥跟喝點水。接著，照著醫師的衛教舒緩腳步，腳痛慢慢地好多了。

頻繁發作，腳跟裡有「痛風石」

一個月後，阿德看著公司牆上顯示的時間，臉上笑了起來。他想到，再一個小時，就可以去參加星期五晚上的朋友聚會了，辛苦工作終於等到可以放假的時間。結果阿德在走去下一個機台的時候，他的腳跟又開始疼痛了，見狀，他立刻去辦公室，拿出剩下沒吃的止痛藥服用，腳跟的疼痛感稍微有了改善。為了不錯過難得的星期五聚會，阿德勉強忍著疼痛參加完聚會。阿德的腳跟痛經過了止痛藥、復健治療後，雖然都有一些改善，但是就是會常常復發，而且復發的頻率越來越高。

一開始是一到二個月痛一次，後來演變成二個星期就痛一次。有一天，阿德看到電視新聞報導周杰倫有僵直性脊椎炎，而這類疾病在男性發病的機率比女性高，很多人的症狀為下背痛或晨僵，不過有些人有接骨點病變（enthesitis），會有腳跟痛或是阿基里斯腱疼痛的現象。阿德一看覺得好像跟自己的症狀一模一樣，立刻跑去內科門診評估，原本以為自己會是僵直性脊椎炎，沒想到 HLA-B27【註3】檢測的結果為陰性，反而是尿酸的數值偏高。

由於尿酸造成阿基里斯腱發炎的案例比較少見，醫師為求謹慎，安排了軟組織超音波檢查，檢查發現阿基里斯腱裡真的有尿酸結晶產生，也就是俗稱的「痛風石」。醫師開立了秋水仙素，以及安排了高尿酸血症的飲食衛教，經過了藥物及飲食調整後，阿德的腳跟就很少再有劇痛發作了，甚至連藥物順利停用後，疼痛也沒有再發生過。

註3　HLA-B27：為人類白血球組織抗原（human leukocyte antigen, HLA）的一種。若有產生 HLA-B27 的基因，即為 HLA-B27 抗原陽性。約有百分之九十到百分之九十五的僵直性脊椎炎病人具有 HLA-B27 基因。HLA-B27 抗原陽性不能代表一定有僵直性脊椎炎，仍需專業醫師判斷。

不「藥」可解

武龍醫師的營養診療室

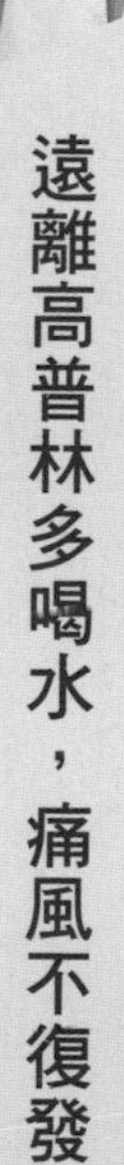

遠離高普林多喝水，痛風不復發

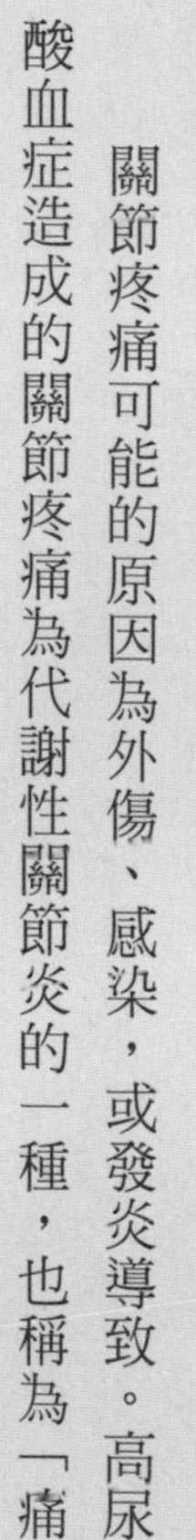

關節疼痛可能的原因為外傷、感染，或發炎導致。高尿酸血症造成的關節疼痛為代謝性關節炎的一種，也稱為「痛風」。

痛風常見的發作部位為大腳指的關節，其他常見的發作部位有腳踝、腳背、膝蓋、手指跟手肘。若是身體堆積了很多痛風石，也會造成關節變形或是腎臟結石。

嚴重的腎結石可能會造成腎功能惡化或是泌尿道系統感染。痛風石在X光底下，是看不出來的，必須要用超音波才可以被發現。遇到痛風發作在阿基里斯腱，或是比較少見的關節部位的患者，除非痛風石很大顆，觸診通常很難檢查出長有痛風石，這時候需要安排超音波或其它的影像檢查，來幫助診斷。

肩關節痛風雖然很少見，不過我也曾遇到肩關節疼痛不會好，最後發現是痛風的個案。

若是吃下大量高普林食物，可能會使得血液中的尿酸上升，甚至引發痛風發作。不過若是尿酸代謝異常的人，即使減低高普林食物攝取，有時候能下降血液中的尿酸濃度有限，可能還需要服用藥物降尿酸，才能讓血液的尿酸濃度在安全範圍以內。全身的尿酸有三分之二是從腎臟代謝，如果喝水量太少的人，也會容易有尿酸堆積的情形。

例如，運動員或是農夫，他們的水分喝得比一般人還多，但是都從汗液揮發掉了，整天的排尿量不多，尿酸的代謝量也會比較少，所以如果是常流汗的人，要注意的不止是喝水量，還要注意排尿量。癌症患者接受化療的時候，因為細胞大量被破壞而釋出大量尿酸，有的人也會因為急速的尿酸濃度上升，產生高尿酸血症的症狀。

營養自救筆記

尿液酸鹼值，造成痛風或腎結石

血液中的尿酸濃度，女性的參考範圍為 2.6 ~ 5.7 mg/dL、男性的參考範圍為 3.5 ~ 7 mg/dL。一般大於正常範圍為高尿酸血症，若小於正常數值範圍很多，也要注意是否為黃嘌呤尿症（xanthinuria），此類疾病也會造成腎結石、腎病變跟關節病變。

尿液中的尿酸與肌酸酐比值（Urine uric acid to creatinine ratio）參考範圍為〇．二五至〇．七五。如果小孩有高尿酸血症、咬手指或撞頭的自殘行為，要注意是否為萊希－尼亨症候群（Lesch-Nyhan Syndrome）。這是一種性聯遺傳的代謝異常疾病，除了高尿酸血症以及痛風的相關併發症外，會比正常人的尿液多排出三至六倍的尿酸，尿液中的尿酸與肌酸酐比值可能會高達二至五，而一般高尿酸血症或痛風的患者，大部分尿液中的尿酸與肌酸酐比值會在二以下，甚至不超過一【註4】。

如果尿液的酸鹼值呈現太酸的情況，會不利於尿酸的排出。有尿酸腎結石的人，要預防腎結石發作，需要把尿液酸鹼性pH值控制在六至六．

五左右的範圍【註5】。所以除了追蹤血液的尿酸濃度外，也要考慮追蹤尿液酸鹼性pH值。

註4　J. M. Kaufman, M. L. Greene and J. E. Seegmiller, "Urine uric acid to creatinine ratio--a screening test for inherited disorders of purine metabolism," J Pediatr. 1968 Oct;73(4):583-92.

註5　M. R. Wiederkehr and O. W. Moe, "Uric Acid Nephrolithiasis: A Systemic Metabolic Disorder," Clin Rev Bone Miner Metab. 2011 Dec;9(3-4):207-217.

有痛風及結石病史的患者，建議每天要攝取兩千毫升以上的水分，以及避免脫水。飲食方面要避免攝取過多的肉類、海鮮，以及含糖飲料。若是肥胖或是糖尿病患者，要調整飲食做好減重，並且減少脂肪及碳水化合物的攝取，並提高蔬菜及纖維的攝取量【註6】。

「高普林的蔬菜可以吃嗎？」研究指出，同樣吃高普林含量的食物，如肉類、海鮮的痛風發作風險會增加，而大量攝取高普林的蔬菜（例如：豌豆、豆類、小扁豆、菠菜、蘑菇、花椰菜），反而沒有增加痛風發作的風險【註7】。因此，目前建議可以多從豆類及蔬菜攝取蛋白質。

水果的攝取可以讓痛風發作風險下降，可能是因為水果含有維生素C的關係；另外有研究顯示，攝取櫻桃，急性痛風發作的比例會減少，並不是因為吃櫻桃可以降低尿酸，而是裡面含有抗氧化物，可以減少身體發炎。

飲料方面，常喝柳橙汁、蘋果汁或是含糖飲料者，痛風發作風險會增加，所以要避免喝太多。另外，不建議喝任何酒精性飲料，雖然有研究顯示喝啤酒會增加血液的尿酸濃度，而葡萄酒不會，但是飲用任何酒類都可能會引發痛風發作，建議不要過量。其它影響痛風的因素中，有些研究顯示喝咖啡、低脂奶製品或低卡路里優格，痛風發作的機率較低，不過可能還需要更多的醫學證據來證明【註8】。

註6　M. Hui et al., "The British Society for Rheumatology Guideline for the Management of Gout," Rheumatology (Oxford).2017 Jul 1;56(7):e1-e20.

註7　H. K. Choi et al., "Purine-rich foods, dairy and protein intake, and the risk of gout in men," N Engl J Med. 2004 Mar 11;350(11):1093-103.

註8　P. Richette et al., "2016 updated EULAR evidence-based recommendations for the management of gout," Ann Rheum Dis. 2017 Jan;76(1):29-42.

03

痛到睡不著覺，國中生得老年病「痛風」？

有一天晚上，小伶背部突然痛了起來，甚至痛到沒有辦法入睡。服用了止痛藥後，疼痛有好一點，但是關節疼痛的情形，常常時好時壞，有時候演變成腿部關節在痛，卻找不到其它辦法……。

小伶的爸媽平日工作繁忙，生活起居的照顧，都是由阿嬤負責。通常小伶從幼稚園回家後，爸媽都還沒有下班，阿嬤年紀也大了，很難一直帶她到戶外活動，所以很多時候，小伶回家就是盯著電視看卡通。

到處轉診，卻找不到病因

隨著年紀增長，近視的度數也快速地成長。在還沒上國中時，就已經開始戴眼鏡而且還常長青春痘。爸媽雖然忙碌於工作，但還是很關心小孩，當孩子生病了，一定會請假親自帶她去看醫生；平日也會買保健食品，給小伶做補充。

小伶剛升上國中二年級後，覺得自己越來越會掉頭髮，不只這樣，有時候即使沒有上體育課，也常常有關節痠痛的問題。有一天晚上，背部突然痛了起來，甚至痛到沒有辦法入睡。小伶被媽媽帶去看醫師，服用了止痛藥後，疼痛有好一點，但是關節疼痛的情形，常常時好時壞，有時候演變成腿部關節在痛。

小伶後來也跟醫師說明除了關節疼痛，也常常有右上腹痛的情形，因為關節經常疼痛，再加上沒有外傷、年紀又很輕，醫師安排了抽血檢驗尿酸濃度來排除痛風的可能性，結果顯示小伶血中尿酸的濃度在正常的範圍內，而且肝腎功能的抽血指數也是正常值。X光追蹤關節的影像也看不出來有什麼明顯病變的情形：沒有看到軟骨退化，也沒有明顯的骨刺，腹部超音波也沒有檢查出有肝腫瘤或是膽囊發炎的狀況。

醫師最後建議轉診到風濕免疫科，進一步評估後，有關免疫風濕病的抗體檢查也顯示為陰性。背部跟腳部的關節疼痛，一直找不到正確病因，只能常去復健科報到做復健，但是也一直無法完全改善症狀。

太補了！維生素A導致的關節疼痛

疼痛的症狀讓小伶的睡眠品質變差，學習的專注度也有明顯的下降。小伶的爸媽雖然知道常吃止痛藥或是類固醇對身體不好，可是也找不到其它辦法。

到了學期中，剛好要到保健室進行每年的身體檢查，記錄身高體重的變化。保健室的護理師得知小伶的病況後，建議她可以到內分泌科評估看看，因為有些骨骼關節疾病是因為內分泌疾病所造成。

小伶到內分泌科門診評估時，醫師看了以前所有抽血資料後，幫她做了全身性的理學檢查，報告顯示嘴唇有乾燥並且脫屑表現、眉毛也比較薄、比較稀疏、肝臟有腫大的現象、關節附近沒有明顯的痛風石，疼痛的部位不是只有在關節處，在骨頭部分也會有疼痛情形。

醫師詢問小伶的父母平常的飲食習慣，並且有無服用任何藥品或是保健食品？「小伶平常都是回家吃飯，並沒有吃什麼特殊型態的飲食，也沒有特別挑食。藥物也只有吃止痛藥或類固醇。不過，有額外買維生素保健食品給她保養眼睛，以及減少青春痘。」內分泌科醫師安排了抽血檢驗，來排除內分泌疾病造成的骨骼關節病變，另外也安排了營養素檢測。

沒想到檢測卻發現，內分泌的抽血指數都在正常範圍，但是血液中的維生素Ａ濃度卻顯示過量。醫師研判小伶的症狀可能是維生素Ａ過量造成的情形，建議停止服用含有維生素Ａ的保健食品。

她在停止服用額外的維生素後，背部的疼痛有明顯的改善，另外掉頭髮、嘴唇脫屑，以及肝腫大的症狀也都有明顯好轉。因為疼痛的改善，睡眠品質也逐漸變得更好。最後，小伶順利脫離了每天離不開止痛藥的生活，也不用常到醫院的門診報到了。

不「藥」可解
武龍醫師的營養診療室

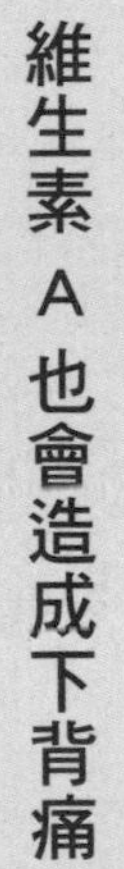

維生素A也會造成下背痛

如果有甲狀腺、副甲狀腺、肢端肥大症，或是其它內分泌及代謝疾病，有可能會有關節病變、骨骼病變的症狀產生。若是考慮是否有代謝性關節炎的問題，會評估檢測是否有痛風或是鐵質沉著症。

下背痛常見的原因有姿勢不良、肌肉扭傷、椎間盤突出、關節退化、神經壓迫，或者是惡性腫瘤轉移到脊椎。通常這些病因，做核磁共振檢查都可以看出端倪。若是懷疑患者有免疫系統疾病，例如僵直性脊椎炎，可能還需要抽血檢驗是否有任何抗體異常。一般常見的下背痛原因都是休息後，疼痛會改善，活動則是更痛。若是僵直性脊椎炎則是相反，休息不動會更痛，活動反而會減緩疼痛。如果沒有僵直性脊椎炎的症狀表現，大家不用急著嚇自己。

維生素Ａ中毒也會有下背痛及關節疼痛的症狀，不過臨床上遇到發生維生素Ａ中毒的個案很少。

維生素Ａ為脂溶性維生素，肝臟儲存了人體約百分之八十的維生素Ａ，剩餘的部分會分配到其他器官跟組織。當維生素Ａ不足時，免疫力可能下降、掉頭髮、皮膚乾燥、乾眼、角膜潰瘍以及夜盲的症狀。

維生素Ａ過量中毒，可能產生的症狀有腹痛、肝脾腫大、骨頭關節腫大或疼痛、掉頭髮、嘴唇乾燥及脫屑。在維生素Ａ中毒的個案，即使有肝臟腫大的症狀，抽血檢驗不一定會有肝功能指數異常的情形【註9】。所以如果臨床判讀只看肝功能指數的抽血數據，沒有合併詳細做身體檢查，察看患者是否有肝臟腫大的症狀，很有可能會漏掉肝臟異常的臨床診斷線索。一般正常飲食，很少有維生素Ａ過量中毒的事情發生，不過魚肝含有豐富維生素Ａ，不同種類的魚，含量的差異性可能很大。日本跟台灣都曾有吃魚肝後發生急性維生素A中毒的案例【註10】【註11】。醫學研究指出，長期攝取高劑量的維生素A，骨質的流失會比一般人還多【註12】。即使維生素A對人體是必需要營養素，除了不能短時間內大量攝取，也不建議長期攝取過量的維生素A。

註9　William H. Stimson, "Vitamin A Intoxication in Adults – Report of a Case with a Summary of the Literature," N Engl J Med 1961; 265:369-373.

註10　C. H. Chang et al., "Acute fish liver intoxication induced blisters formation and generalized skin peeling," ClinToxicol (Phila). 2018 Feb;56(2):146-148.

註11　Y. Homma et al., "A Case Report of Acute Vitamin A Intoxication due to Ocean Perch Liver Ingestion," J Emerg Med. 2015 Jul;49(1):15-7.

註12　K. L. Penniston and S. A. Tanumihardjo, "The acute and chronic toxic effects of vitamin A," Am J ClinNutr. 2006 Feb;83(2):191-201.

營養自救筆記

皮膚脫屑，與維生素A跟鋅有關

血液中的維生素Ａ（Vitamin A）的正常參考範圍為0.3～0.7 mg/L。骨骼關節疾病的患者，若是懷疑有內分泌或是代謝疾病，可能會安排檢測血液中的尿酸濃度、鈣離子濃度、維生素Ｄ濃度、生長激素、甲狀腺及副甲狀腺功能指數。有需要的個案，還會安排做二十四小時尿液檢驗，查看是否有鈣質過度從尿液中流失的情形。

若是患者有皮膚脫屑的症狀，除了維生素Ａ中毒的原因之外，缺乏鋅的人，也會有皮膚脫屑的表現。若從飲食記錄跟營養評估發現有缺乏鋅的風險的患者，也要考慮檢驗是否缺鋅。

可參閱Chapter 1「03 孩子畏光、眼睛乾澀，還『矮人一截』？」（第四十二頁）關於維生素Ａ每日的建議攝取量，以及含維生素Ａ的食物列表。

04

缺乏日曬，骨質疏鬆找上年輕人！

有次打球時，因為背痛很嚴重，立刻去急診就醫。X光的脊椎影像顯示，沒有明顯的骨折，但是有骨質疏鬆的現象，醫師研判下背痛的主因是肌肉或肌腱拉傷造成。

阿娟生完第二個小孩後，有陣子心情憂鬱到不想出門，老公想帶她吃美食、看電影，她也提不起勁。

休養一年後，產後憂鬱的症狀改善了。剛好一年的育嬰假也請完了，接著也要回到崗位上工作養家。

久久一次的運動，竟然肌肉拉傷

阿娟的工作主要是文書處理，雖然不是很勞累，但是自從她恢復工作後，常常坐在辦公桌前沒有多久，就覺得腰痠背痛。阿娟下班後的娛樂，不是追劇，就是看一些名模或是明星的粉絲專頁。

老公知道阿娟的運動量太少，但是憂鬱的症狀才剛改善許多，就算知道要多鼓勵她去運動，也不敢太常叮嚀。

有一天，同事邀她去打羽毛球，平常照顧小孩都沒時間運動的阿娟，自然是非常樂意。阿娟和同事打羽毛球的時候，覺得憂鬱的心情改善很多，人也變得很有活力。然而，有次打球時，阿娟做了跳殺的動作，從空中降到地面之後，突然覺得她的背部好痛，因為背痛很嚴重，只好放棄打球，立刻去急診就醫。

到了急診，先給阿娟做了檢查，X光的脊椎影像顯示，沒有明顯的骨折，但是有骨質疏鬆的現象，醫師研判下背痛的主因是肌肉或肌腱拉傷造成。

醫師開立了止痛藥物與肌肉鬆弛劑給阿娟，還特別交代她要到門診檢查追蹤，看看是否有骨質疏鬆的問題，不然以後運動可能會更常受傷，嚴重的話，甚至會骨折。吃了止痛藥與肌肉鬆弛劑後，阿娟的下背痛改善了，她依照急診醫師安排，來到了新陳代謝科的門診。

曬太陽，就可以攝取維生素D？

醫師詢問完病史跟做完身體檢查後，安排了骨質密度的影像檢查，以及抽血檢測是否有甲狀腺、副甲狀腺的疾病，以及維生素D的濃度是否足夠。

檢查的結果顯示，阿娟的骨質密度已經掉到非常低，而血液的檢查報告顯示甲狀腺及副甲狀腺機能在正常範圍內，排除了甲狀腺或副甲狀腺疾病。不過營養檢測卻發現阿娟血液中的維生素D的濃度遠低於正常的範圍，醫師建議除了多曬太陽、多運動之外，還要多攝取含有維生素D的食物。

然而，阿娟在三個月後的門診追蹤時，表示還是常常下背痠痛。醫師看了血液維生素D的追蹤檢查後發現，血液維生素D的濃度根本沒有上升。

醫師問：「妳有沒有攝取多一點含有維生素D的食物？不然怎麼可能血液維生素D的濃度沒有上升？」

沒想到阿娟竟然回問醫師：「維生素D不是曬太陽就可以有了嗎？真的需要飲食補充嗎？」

醫師細心地跟阿娟解釋，每個人照射太陽後的生理反應不同，有些人即使每天都曬了很久的太陽，血液維生素D的濃度還是不足。醫師建議增加日曬的時間，增加營養的攝取。

阿娟照著醫師的建議，認真攝取含有維生素D的飲食，外加適度的日曬及運動。三個月之後，她發現自己已經不會常常腰痠背痛，而且心情憂鬱的症狀也有了改善。兩年後的追蹤也顯示，骨質密度沒有再往下掉，反而有明顯的上升跟恢復。

不「藥」可解
武龍醫師的營養診療室

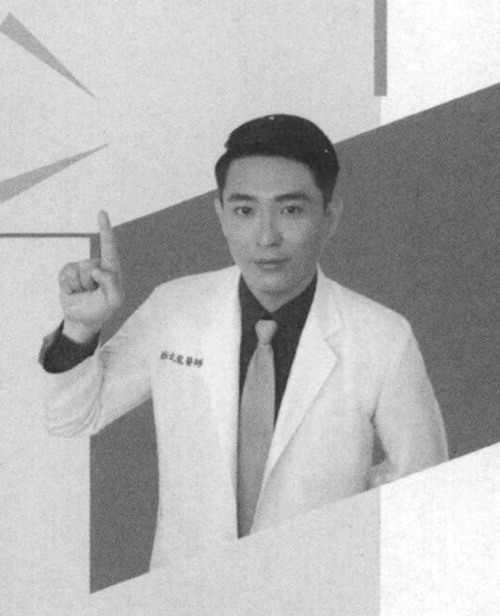

骨頭需要的營養——維生素D

骨質所需要的營養，除了鈣之外，還需要維生素D與維生素K。

一般的人，除非進行極度偏離主流的飲食型態，很少人會缺乏維生素K，然而，現代人工作與活動都在室內，再加上飲食不均衡，很多人都有維生素D缺乏的症狀。

許多人誤以為只要曬太陽，身體的維生素D就會足夠。事實上，曬太陽能幫助身體轉換生成維生素D的效果，每個人都不一樣。皮膚比較深色的人可能曬了三十分鐘，身體中的維生素D濃度也沒有增加多少【註13】，對於一部分的人來說，可能多曬太陽就夠了，但是對於某些人可能怎麼曬太陽，身體中的維生素D濃度永遠都不會足夠，一定還需要加上飲食的攝取才會足夠。

懷孕生產後的女性若是有哺乳，每天會多燃燒掉三百至七百大卡，再加上母奶裡面含有許多讓寶寶生長及增加免疫力的成分，身體會消耗掉一些儲存的營養來合成母乳。

因此懷孕及哺乳期間，每天建議的熱量攝取會比平常還高。但是有一些人看到明星或模特兒產後急瘦十幾公斤，恢復曼妙的身材，自己也很想趕快恢復身材，所以就照著對方的食譜當做產後的飲食菜單。

明明產後哺乳的女性，每日的熱量攝取要比未哺乳時期高，但是為了身材，不敢多吃。久而久之，造成熱量及營養攝取不足，身體產生營養不足的症狀外，有的甚至還會影響到母乳的品質。試想，一個自己都營養不良的媽媽，母乳的營養成分也會足夠嗎？

即使現代社會糧食無缺，還是有許多嬰幼兒骨骼發育不良，最後發現是維生素D營養攝取不夠的臨床案例。

快走、游泳，增加骨質密度的效果差

骨質疏鬆不會只發生在老人或是女性身上，在男性、年輕人，甚至是兒童都有可能發生。兒童的骨質密度會隨著年齡而增加，而且即使已經不再長高了，全身骨量還是會上升。一般正常人的骨量會在三十歲左右到達高峰，除了營養充足可以提高骨量外，另外一個就是靠運動刺激骨頭，增加骨量。運動大約可以分做高衝擊運動（High-impact sports），例如體操、柔道、空手道、排球或跳躍運動等；不規律衝擊運動（Odd-impact sports），例如足球、籃球、網球、羽球、競速滑冰、階梯有氧等；低衝擊運動（Low-impact sports），例如長跑，以及非衝擊運動（Non-impact sports），例如：游泳、水球、自行車等。

一般而言，高衝擊運動、不規律衝擊運動，或阻力訓練皆可有效增加骨質密度【註14】，而非衝擊運動可能對骨質密度增加沒有什麼幫助。

常常在診間詢問患者做什麼運動改善骨質疏鬆，很多竟然回答快走、跑步、騎腳踏車或是游泳，代表民眾對於骨質疏鬆預防的衛教知識，還有很多誤解的地方。

註13　T. C. Chen et al., "Factors that Influence the Cutaneous Synthesis and Dietary Sources of Vitamin D," Arch BiochemBiophys. 2007 April 15; 460(2): 213–217.

註14　A. S. Tenforde and M. Fredericson, "Influence of sports participation on bone health in the young athlete: a review of the literature," PM R. 2011 Sep;3(9):861-7.

營養自救筆記

天天曬太陽不一定能補足維生素D

骨質流失，有可能是營養攝取不足，也有可能是營養流失太多。

骨頭合成所需要的營養素，主要為維生素D、維生素K以及鈣離子。雖然營養充足可以減少骨質流失，但是若是維生素A攝取過度，反而會造成骨質流失。血液中的鈣離子，有一部分會跟白蛋白結合，有一部分是以游離鈣的型態存在血液中。

血中總鈣離子濃度，成人的參考範圍為8.9～10.3 mg/dL。血中游離鈣離子濃度，成人的參考範圍為1.09～1.30 mmo/L。如果懷疑鈣質大量從尿液流失，會考慮安排收集二十四小時的尿液，檢測尿液中的鈣離子濃度是否超過正常範圍。

人體的維生素D在吸收後，會經過肝臟轉換會形成25（OH）D（25-hydroxyvitamin D），再經由腎臟轉換成1,25（OH）2D（1,25-hydroxyvitamin D）。目前檢測多以檢驗25（OH）D濃度為標準。若25（OH）D濃度小於

20 ng/mL，定義為維生素D不足；介於21～29 ng/mL，則定義為維生素D缺乏。

有一些新聞或文章衛教民眾只要曬幾分鐘的太陽，身體的維生素D就會足夠。實際上只要曬太陽，維生素D就會足夠，這個只有適用於一部分的人，很多人即使天天花很多時間曬太陽，但是攝取太少含有維生素D的食物，或者身體對於光照轉換維生素D的效率比一般人差，他們血液中的25（OH）D濃度也都小於30 ng/mL，沒有達到標準值以上。

懷疑維生素D缺乏的人，只靠多曬太陽不一定能補足身體需要的維生素D濃度。要考慮抽血檢驗維生素D濃度，當作維生素D是否充足的依據與參考。

依據國人膳食營養素參考攝取量修訂第七版（Dietary Reference Intakes），維生素 D 營養建議攝取量：

年齡	0～6月	7～12月	1～3歲	4～6歲	7～9歲	10～12歲
微克（μg）	10	10	5	5	5	5
年齡	13～15歲	16～18歲	19～30歲	31～50歲	51～70歲	71歲～
微克（μg）	5	5	5	5	10	10
懷孕	第一期	第二期	第三期	哺乳期		
微克（μg）	+5	+5	+5	+5		

※ 表中標明AI者為足夠攝取量（Adequate Intakes），未標示者為建議攝取量 RDA（recommended daily allowance）。

※維生素D係以維生素D_3（Cholecalciferol）為計量標準。

1μg=40I.U. 維生素D_3。

◆含維生素D較高的食物：

黑木耳、鮭魚、鯡魚、三文魚、沙丁魚、鯖魚、秋刀魚、香菇、蛋黃、豬肝。

05

吃對了，改善孕期手麻腳麻的困擾

醫師聽了小雯的過去病史後，建議可多補充富含鉀離子的食物，例如香蕉。一週後的婦產科門診，小雯跟醫師報告她這一星期都有天天吃香蕉，手麻、腳麻和腳抽筋的情形，卻沒有什麼改善……。

小雯想要趁著三十歲還沒到之前，可以懷孕生小孩。因為她覺得如果拖到三十歲後才懷孕，之後再懷第二胎、第三胎就有可能成為高齡產婦。

在積極努力受孕的結果下，小雯不到一年就順利懷孕了，得知順利懷孕的消息，自然是相當開心。不過因為怕懷孕過程會出狀況，在剛懷孕的期間，都不敢對外宣佈她懷孕了。工作的同事也都是直到小雯的肚子大到很明顯了，才發現原來她懷孕了。

血鉀不足，造成的手腳麻痺？

小雯懷孕的前三個月，婦產科的追蹤檢查都顯示正常，但是抽筋的頻率越來越明顯，而且慢慢地覺得有手麻腳麻的現象。以為只是因為沒睡好壓到神經，或是落枕造成的手麻，沒想到睡起來甩甩手後，手還是一直麻麻的。

因為怕X光的輻射會影響胎兒，小雯手麻腳麻的問題，只能用理學檢查評估，也無法用X光評估是否頸椎或脊椎有問題。

復健科安排進行復健，但是她覺得症狀並沒有改善，甚至越來越常腳抽筋。當小雯回到婦產科門診追蹤的時候，跟婦產科醫師說明了她手麻、腿麻，以及腳抽筋的情形後，醫師建議要多補充鈣質，減少腳抽筋的症狀。但是，小雯跟醫師說自從甲狀腺手術後，就一直有補充鈣片跟甲狀腺素，應該不會是鈣質不夠。

醫師聽了小雯的過去病史後，認為可能不是鈣質不夠，而是血鉀不夠，建議可多補充富含鉀離子的食物，例如香蕉。醫師為了保險起見，安排了血鈣跟血鉀的檢測，並安排一週後回診。

一週後的婦產科門診，小雯跟醫師報告，這一星期都有天天吃香蕉，手麻、腳麻，以及腳抽筋的情形卻沒有什麼改善。婦產科醫師看了下抽血的報告，顯示血鈣跟血鉀在正常值範圍，想不出其它會造成這些症狀的原因，只好建議她至內分泌科追蹤評估。

補鈣還不夠，維生素D遠離腳抽筋

醫師聽了小雯的病史跟症狀後，用手指輕輕敲了小雯靠近耳朵的臉龐，沒想到小雯的嘴唇卻反射性地不正常抖動。內分泌科醫師除了安排血鈣檢驗外，還加驗了血中的游離鈣濃度、甲狀腺功能、副甲狀腺功能，以及維生素D的濃度。

抽血的結果顯示，血鈣在正常範圍的邊緣，但是游離鈣濃度卻是低於正常值，甲狀腺功能在甲狀腺素補充下，功能是正常的，而檢驗顯示副甲狀腺功能低下，以及維生素D的濃度嚴重不足。

因為小雯平日有補充鈣片，醫師建議先從維生素D的每日攝取量開始調整。在增加維生素D的攝取量後，小雯的手麻、腳麻以及常腳抽筋的情形真的改善了，再也不會因為抽筋，半夜被痛醒。而且血液追蹤也發現，血鈣濃度有上升，而游離鈣濃度也恢復到正常值。

不「藥」可解
武龍醫師的營養診療室

缺鈣嚴重，孩子骨折風險高！

懷孕的媽媽，血液中的鈣質濃度會比懷孕前下降。孕婦在懷孕初期時，身體也會增加對鈣質的吸收，讓更多鈣質儲存在骨頭，以提供胎兒在第三孕期對鈣質需求的高峰【註15】。

媽媽吸收的鈣質除了給自己使用外，透過胎盤給予胎兒利用，幫助胎兒骨骼發育生長。雖然孕婦不一定要比懷孕前多攝取鈣質，但如果鈣質不足，可能發生低血鈣症狀。

曾經接受過甲狀腺手術或是副甲狀腺機能低下的人，懷孕發生低血鈣的機會可能會比一般人高，建議要跟醫師提醒有這樣的病史。低血鈣的時候，可能會產生手麻、腳麻以及常腳抽筋的情形，嚴重的話甚至會導致心律不整或癲癇發作。

懷孕期間，長期鈣質及維生素D攝取不足也會導致胎兒副甲狀腺亢進，導致容易腦內出血或子宮內骨折（intrauterine fractures）的風險。另外，維生素 D 會增加鈣質在小腸的吸收，如果維生素攝取不足，也會導致血液中的鈣質偏低或甚至不足，所以若是維生素 D 缺乏的人，也要增加攝取維生素 D 才能讓鈣質更順利吸收。不過，鈣質跟維生素 D 不是補充越多越好，補充過度也會讓孕婦或胎兒增加併發症的機會。

用手輕拍耳朵前的顏面神經，一般而言，同一側的肌肉不會明顯收縮，若患者有嚴重低血鈣的問題，同一側肌肉會明顯地收縮，嘴唇也會抖動。這種現象稱為伏斯德克氏徵象（Chvostek's sign），在門診會幫患者做這樣的身體檢測。

註 15　Abdulrahman Almaghamsi, Mussa H. Almalki, and Badurudeen Mahmood Buhary, "Hypocalcemia in Pregnancy: A Clinical Review Update," Oman Medical Journal [2018], Vol. 33, No. 6: 453-462.

營養自救筆記

影響鈣質吸收，缺鈣者可檢測血液維生素D濃度

血中總鈣離子濃度，成人的參考範圍為8.9～10.3 mg/dL。血中游離鈣離子濃度，成人的參考範圍為1.09～1.30 mmol/L。除了低血鈣會造成肌肉抽筋外，肌肉抽筋或無力可能的原因有脫水、熱痙攣、運動過度、甲狀腺機能低下、低血鉀、低血鎂、懷孕、腎臟疾病、藥物副作用、靜脈曲張、神經疾病、毒素中毒【註16】。所以，除了檢測鈣離子濃度外，也會檢測血液中的鈉、鉀、鎂離子的濃度。因為維生素D會影響到鈣質的吸收，缺乏鈣質的人，可能會考慮進一步檢測血液維生素D濃度。

醫學研究指出，容易肌肉抽筋的肝硬化患者，血液中的維生素E的血液濃度較低，在補充維生素E後，肌肉抽筋的症狀有改善【註17】。另外也有研究顯示讓洗腎患者服用維生素E或藥物奎寧（Quinine），對患者肌肉抽筋的症狀都有改善【註18】。使用奎寧成分藥物要注意許多可能的副作用（例如：血小板缺乏症、溶血性尿毒症、血栓性血小板低下性紫斑症，以及永久性腎臟損傷等），如果對於使用肌肉抽筋藥物有不

良反應的人，補充維生素E可能是個選項。但是，也有小型的醫學研究顯示，給肝硬化患者補充維生素E不一定能改善肌肉抽筋症狀【註19】。所以維生素E對肌肉抽筋的效果，仍需要更多研究證明。目前也沒有常規的指引，針對長期肌肉抽筋的患者，要檢驗血液維生素E濃度，是否需要安排做維生素E檢測，建議要跟醫療團隊做個別討論。

註16 M. Swash, D. Czesnik, and M. de Carvalho, "Muscular cramp: causes and management," Eur J Neurol. 2019 Feb;26(2):214-221.

註17 T. M. Miller and R. B. Layzer, "Muscle cramps," Muscle Nerve. 2005 Oct;32(4):431-42.

註18 A. O. Roca et al., "Dialysis leg cramps. Efficacy of quinine versus vitamin E." ASAIO J. 1992 Jul-Sep;38(3):M481-5.

註19 N. Chandok et al., "A pilot study of vitamin E for the treatment of cirrhotic muscle cramps." Liver Int. 2011 Apr;31(4):586-7.

依據國人膳食營養素參考攝取量修訂第七版（Dietary Reference Intakes），鈣質營養建議攝取量：

年齡	0～6月	7～12月	1～3歲	4～6歲	7～9歲	10～12歲
毫克（mg）	300	400	500	600	800	1000
年齡	13～15歲	16～18歲	19～30歲	31～50歲	51～70歲	71歲～
毫克（mg）	1200	1200	1000	1000	1000	1000
懷孕	第一期	第二期	第三期	哺乳期		
毫克（mg）	+0	+0	+0	+0		

※表中標明AI者為足夠攝取量（Adequate Intakes），未標示者為建議攝取量RDA（recommended daily allowance）。

◆含鈣質較高的食物：

洋香菜片、扁魚干、小魚干、日本銀帶鯡魚干（丁香魚脯）、烏龍麵、迷迭香粉、蝦皮、黑芝麻、花椒粉、髮菜、乾酪、西洋芹菜片、蝦醬、蝦米、山粉圓、甘草粉、鯊魚皮、肉桂粉、鳳尾藻、魚肉脯、乾裙帶菜、刨絲乾酪、全脂奶粉、乾海茸芯、羊乳片、全脂羊奶粉、奇亞籽、乾裙帶菜根、小茴香粉、麻醬、乾海帶、脫脂奶粉、咖哩粉、愛玉子、乾麵條、五香粉、綠胡椒粒、正櫻蝦、花枝羹、香椿、旗魚丸、麥片、黑砂糖、旗魚鬆、龍延草、白胡椒粉、蝦丸、紫蘇、梅乾菜、無花果、七味唐辛子、魩仔魚、堅果、紫菜、野莧菜、黑豆干、魚酥、銀魚、豆干、豆棗、亞麻仁籽、杏仁果、洋菜、山葵粉、明日葉、冷凍豆腐、石蓮花、山芹菜、豆酥、紅莧菜、小三角油豆腐、裙帶菜、巧克力、薑粉、黃豆、菠菜、青莕、九層塔、薄荷、蛋黃、乾木耳（紅耳仔）、榛果、芥藍菜、麻竹筍干、蛙形蟹、黑豆。

Chapter 4

小心，情緒生病了？
憂鬱、失智與神經病變

醫療人員熟知周邊神經病變跟維生素 B_{12} 缺乏有關，治療周邊神經病變時，可能會開立維生素 B_{12} 給患者補充，維生素 B_6 缺乏也會造成貧血、癲癇，以及憂鬱症等。

01 「我怎麼會在這裡？」肝昏迷成醫院常客

偉全每一次肝昏迷住院，嘉琪都會在床邊擔憂地看著，心中的焦慮跟不安讓她常常不自覺就掉下眼淚，甚至覺得很無奈，因為醫生交代的事項都做了，但是肝昏迷發作的次數，並沒有越來越少的跡象。

嘉琪的眼光不時盯著躺在病床上的偉全，每隔五分鐘就在偉全的耳邊呼喚他的名字，希望他能儘早醒來。

在住院一個星期後的晚上，偉全的意識已經漸漸清醒，不過醒來的第一句話竟然是：「我怎麼在這裡？我不是在辦公室嗎？」

長期加班，突然肝昏迷！

經過嘉琪的解說後，偉全才知道在工作加班拚業績的那個星期，可能因為過度疲勞，一開始以為只是感冒症狀，沒想到卻是C型肝炎惡化，也因為沒有及早警覺是急性肝炎，竟然在辦公室加班的時候，出現意識不清的昏迷症狀。

偉全在肝昏迷出院後，非常嚴格遵守醫師的交代事項。除了戒掉喝酒之外，還常常到戶外運動，不再像以前一樣隨意加班。嘉琪因為被老公偉全突如其來的肝昏迷嚇壞了，所以只要偉全一回到家，就會關心工作是否感覺勞累、排便次數是否正常。自從發生肝昏迷後，夫妻兩人更珍惜彼此相處的時光，可是天不從人願，自從上次肝昏迷出院後，偉全又陸陸續續因為肝昏迷住院。

有一次嘉琪在電視上看到報導，有成人因為吃了含有蠶豆的食品，造成黃疸以及昏迷症狀，嘉琪聯想到偉全平常也有吃蠶豆的習慣，上網查了一下發現，在偉全出生的時候，台灣還沒有常規篩檢新生兒是否有蠶豆症。她的心裡閃過一個念頭：「該不會偉全有蠶豆症吧？如果有輕微的蠶豆症體質，或許有可能一直沒有被發現。」一帶著一絲絲的期望，嘉琪拜託主治醫師幫偉全篩檢是否有蠶豆症，檢驗後的結果卻顯示，他沒有明顯蠶豆症的跡象。

飲食搭配營養補充，昏迷不再發生

每一次肝昏迷住院，嘉琪都會在床邊擔憂地看著昏迷的偉全，心中的焦慮跟不安，讓她常常不自覺就掉下眼淚，甚至覺得很無奈，因為醫生交代的事項都做了，但是肝昏迷發作的次數，並沒有越來越少的跡象。

中秋節前一天早上，因為上次住院被細心的醫師診斷出有糖尿病，所以出院回診的時候，特別轉介到新陳代謝科，希望能給偉全最好的糖尿病照護。嘉琪低著頭陪著偉全走入新陳代謝科診間，偉全還沒有對醫師自我介紹，嘉琪就一股腦地把病史告訴醫師。

新陳代謝科醫師在身體檢查發現，偉全的身體除了有蛛蜘斑【註1】之外，下肢皮膚還有脫屑現象。進一步檢查發現糖化血色素 HbA1c 偏高，而且血液中的「鋅」濃度偏低，只有正常人的一半不到。醫師建議偉全除了量測血糖，並配合糖尿病的飲食型態外，要調整微量元素「鋅」的攝取。

經過了血糖控制及飲食及營養介入之後，偉全除了糖化血色素 HbA1c 已經在正常範圍外，也已經很長一段時間都沒有肝昏迷發作了。

註1　蜘蛛斑：是一種特殊的毛細血管擴張症狀，會出現於面部、胸部或其他部位，形成的原因目前推測可能與體內雌激素增加有關。肝硬化的患者、懷孕婦女或使用避孕藥的女性，因為體內的雌激素會增加，會比平常人有較高的比例出現蜘蛛斑的症狀。

不「藥」可解
武龍醫師的營養診療室

肝機能惡化、排便量少，皆會引發肝昏迷

人體的腸道會分解飲食中的蛋白質以及從肝臟排出的尿素，將它們轉成氨。吸收到血液中的氨，會在肝臟進行尿素循環，進而代謝成尿素而使得血液中的氨濃度降低。

以前的觀念認為蛋白質攝取過多時，腸道中分解蛋白質產生的氨也會大幅上升，進而會造成肝昏迷的風險。但是有越來越多的研究顯示，限制蛋白質攝取不一定能改善肝昏迷的症狀，甚至有可能加速蛋白質分解。而且飲食沒有限制蛋白質攝取的患者，也似乎沒有大幅增加肝昏迷的風險。

目前的研究建議不用特別限制蛋白質的攝取【註2】，反倒是肝病患者常有食慾太差，進食熱量過少，導致營養不良的併發症問題，所以千萬不要沒有經過營養評估，就隨意叫患

者這個不能吃、那個不能吃。

同時有糖尿病跟肝硬化的患者，適量的蛋白質攝取，可以提供身體足夠的熱量，而且蛋白質攝取對血糖的波動及上升影響較小。不過由於蛋白質的建議攝取量跟體重及腎功能有關，也不能攝取過度，建議可以跟醫療團隊討論合適的蛋白質攝取量是多少。

肝硬化的患者，如果肝機能惡化，由於血液中的氨無法順利排除，在腦部堆積過多氨的時候，會引發肝昏迷。如果人體排便次數太少，腸道中的氨會上升，也會讓血液中的氨濃度上升，進而可能引發肝昏迷。

所以曾發生肝昏迷的患者，醫師會開立具輕瀉作用的乳果糖給患者服用。

鋅補太多，換銅缺乏

「鋅」雖然對人體來說是微量元素，身體缺乏「鋅」的人，可能會有免疫力低下、傷口不易癒合、胰島素阻抗、皮膚發炎，或是慢性腹瀉的症狀。

目前有一些醫學研究跟臨床案例顯示，酒精性肝病以及非酒精性肝病患者，有較高風險會缺乏鋅跟硒。缺乏「鋅」的肝病患者，可能會有食慾變差、厭食或是舌頭味覺改變，甚至覺得有金屬味等症狀。

肝病患者的尿素循環及代謝功能較差，而「鋅」又是許多代謝反應以及尿素循環中需要的輔因子。如果肝病患者身體嚴重缺乏鋅，可能會進一步影響尿素循環，甚至使血氨升高，引發肝昏迷【註3】。不過即便鋅缺乏，也不能補「鋅」補過頭。

因為腸道中如果有過多的「鋅」，會影響到「銅」的吸收，引發「銅」缺乏的症狀。雖然一個日本的醫學研究顯示，給予肝昏迷的患者補充鋅（其中超過百分之九十缺鋅），可以有效降低血液中氨的濃度，以及改善生活品質【註4】。不過目前並無醫療指引建議肝昏迷患者一律補充「鋅」。患者是否缺乏「鋅」，以及是否補充「鋅」，仍需醫療團隊評估。

因昏迷就診，可能是蠶豆症導致

蠶豆症正式的醫學名稱為葡萄糖－六－磷酸鹽去氫酵素缺乏症（Glucose-6-phosphate dehydrogenase deficiency, G6PDD）。主要致病原因是紅血球在葡萄糖分解的代謝過程，無法將過多的氧化物還原，使得過氧化氫（H_2O_2）大量累積造成紅血球的破裂，而過多的紅血球破裂會產生黃疸的症狀，嚴重會導致昏迷。蠶豆症在臺灣的發生率約在男生為百分之二・八一，而女生為百分之〇・七〇【註5】。

一名黃疸跟昏迷的患者來就醫治療，要小心跟注意是否有蠶豆症，不能直接斷定是肝臟疾病或病毒性肝炎引起的症狀。蠶豆症的急性變化，跟有肝臟疾病或病毒性肝炎惡化的時候一樣，會有黃疸跟昏迷的症狀。

醫學有臨床案例因為病毒感染，導致急性肝炎及多重器官衰竭，後來才發現患者有蠶豆症【註6】。所以，即使有肝臟疾病或病毒性肝炎，臨床上還是得注意患者是否有蠶豆症。如果沒有被診斷出來，很多藥物會使得溶血反應更嚴重、病情更加惡化，一直使用蠶豆症不能使用的藥物，可能只會造成患者身體越差，導致更多器官衰竭。

有蠶豆症體質的人，除了不能吃蠶豆外，有醫學研究建議不要吃過量含有人工色素的食品、黃連。而哺乳的婦女可能也要注意避免喝到含有奎寧成分的飲料（例如：通寧水【註7】）。法國曾經有哺乳婦女飲用含有奎寧成分的飲料，哺餵嬰兒的母奶竟然含有奎寧的成分，進而誘發出嬰兒產生溶血及黃疸症狀【註8】。

註2 M. Plauth et al., "ESPEN guideline on clinical nutrition in liver disease," ClinNutr. 2019 Apr;38(2):485-521.

註3 Kazuhiro Katayama et al., "The Prevalence and Implication of Zinc Deficiency in Patients With Chronic Liver Disease," J Clin Med Res. 2018 May; 10(5): 437–444.

註4 Y. Takuma et al., "Clinical trial: oral zinc in hepatic encephalopathy," Aliment PharmacolTher. 2010 Nov;32(9):1080-90.

註5 Y. H. Chien et al., "Changes in incidence and sex ratio of glucose-6-phosphate dehydrogenase deficiency by population drift in Taiwan.," Southeast Asian J Trop Med Public Health, 2008. 39(1): p. 154-61.

註6 D. Sharma et al., "Hepatitis A Virus-induced Severe Hemolysis Complicated by Severe Glucose-6-Phosphate Dehydrogenase Deficiency," Indian J Crit Care Med. 2018 Sep;22(9):670-673.

註7 通寧水：是一種汽水類的軟性氣泡飲料，使用以奎寧為主的香料作為調味，帶有一種天然的植物性苦味，經常被用來與烈酒調配各種雞尾酒。

註8 S. La Vieille et al., "Dietary restrictions for people with glucose-6-phosphate dehydrogenase deficiency," Nutr Rev. 2019 Feb 1;77(2):96-106.

營養自救筆記

互相競爭，鋅缺乏可能是銅太多！

成年人血漿中的「鋅」的正常濃度範圍為 700 ～ 1200 ug/L。研究顯示，肝硬化的患者以及酗酒者，「鋅」缺乏的比例比正常族群高。另外，由於「鋅」及「銅」在腸道會互相競爭吸收，如果血液中的「鋅」濃度偏低，有時候也要考慮是否是體中的「銅」過高。

血漿中的「鋅」的濃度在「鋅」缺乏邊緣的人，不一定能精確反應出身體儲存「鋅」的狀態。由於血球中的鋅含量為血漿的好幾倍，如果有血球破裂或是溶血的情形，也有可能影響檢驗的數值。判讀的時候要很小心檢驗的誤差，因為一名有「鋅」缺乏的患者，可能會因檢驗的誤差，導致數值在正常範圍內，一直被誤認為正常。

可參閱 Chapter 2「02 性慾降低、脾氣暴躁，面臨婚姻危機？」（第八十一頁）關於鋅每日的建議攝取量，以及含鋅的食物列表。

02

忘記回家的路，失智症找上門

多次化療後，阿財的記憶力越來越差，甚至家人交代的事項，常常轉眼就記不住了。除了記憶力變差之外，阿財的行動也變得緩慢，醫師認為可能是年紀大開始退化了，家屬所敘述的狀況跟攝護腺癌和化療無關……。

已經有兩個孫子的阿財，年滿六十五歲，可以使用敬老票，用半票的價格坐高鐵出去遊玩。

年輕時候的阿財省吃儉用，除非是到吃到飽的餐廳，否則即便是吃到喜歡的美食，也不敢再多叫一份，目的就是為了多省一點錢，讓孩子吃得更好，可以有更好的環境。

夜尿變多了，竟患攝護腺癌！

阿財平常的睡眠就不是很好，半夜常常會爬起來上廁所，也因為這樣，晚上都不敢多喝水。

有一天晚上，阿財半夜覺得尿急，但是竟然怎麼尿都尿不出來，膀胱越來越漲，只好趕緊掛急診處理。到了急診後，醫護人員緊急在阿財身上放入導尿管，尿液順利從膀胱流出來後，膀胱的漲痛就好多了。

住院之後，醫師安排了進一步檢查，沒想到卻發現他罹患攝護腺癌。由於阿財的兒子住在市區，所以希望轉到市區的醫學中心照顧跟開刀，當他轉到醫學中心後，接受了攝護腺癌的手術跟化學治療。手術傷口癒合得很好，可是在多次化療後，阿財的記憶力越來越差，有時候甚至搭高鐵出去後，要花很多時間才能找到回家的路，甚至家人交代的事項，常常轉眼就記不住了。

除了記憶力變差之外，阿財的行動也變得緩慢。回診的時候，家人有跟醫師反應這些情形，不過醫師覺得跟開刀沒有關係，傷口癒合得不錯，沒有任何發燒疼痛的跡象，可能是年紀大造成的退化，家屬所敘述的狀況跟攝護腺癌和化療無關。

找不到病灶，元凶是維生素B_{12}

由於阿財的記憶力跟行動力越來越退化，平日的生活起居，都是由未婚的女兒在照顧。不過有一次，阿財似乎怎麼叫都叫不醒，緊急送醫之後，發現沒有腦內出血或中風，不過血液中的鈉偏低，有低血鈉的症狀。住院做輸液治療之後，隨著低血鈉的改善，阿財的意識也越來越清楚。

主治醫師在查房時發現，常常昨天跟阿財講的衛教注意事項，今天再問一次，他都記不住。在詢問家屬平日的生活起居狀況後，醫師向家屬報告阿財患有失智症的現象。

由於電腦斷層及MRI核磁共振都沒有發現明顯的病灶，而且失智的現象是在手術以及化學治療後，越發明顯，主治醫師進一步安排了內分泌以及營養評估檢查，甲狀腺功能在正常範圍，而營養檢查發現血液中的鋅濃度略為偏低，維生素B_{12}的濃度則是非常的低，醫師看著檢查結果研判，患者的失智症與維生素B_{12}缺乏有關。

出院之前，主治醫師安排了營養師教導如何調整飲食，如何從平日飲食中，增加鋅及維生素B_{12}的攝取量。出院三個月後的門診追蹤發現，阿財血液中的鋅及維生素B_{12}的濃度已經恢復到正常範圍，而阿財的失智現象，也慢慢有了改善。

不「藥」可解
武龍醫師的營養診療室

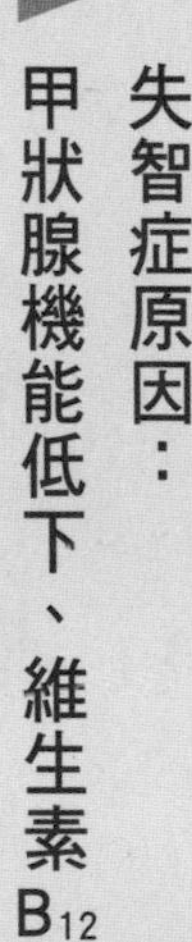

失智症原因：甲狀腺機能低下、維生素 B_{12}

失智症的成因有很多種，有退化性、腦部血管性、結構性、感染性、代謝性、及營養性的原因。甲狀腺機能低下的人可能會有失智的症狀，但是因為甲狀腺機能低下的表現很多樣化，不一定同時有體重增加、水腫，或是脖子腫大的症狀，所以常常很難從平日症狀發覺甲狀腺機能低下的問題。

而年紀老化以及曾經接受過甲狀腺全切除手術、癌症化學治療或頭頸部放射治療的人，都是甲狀腺功能異常的高風險族群。甚至，只接受單側甲狀腺全切除的患者，也有可能會發生甲狀腺機能低下的症狀。若是甲狀腺功能異常的高風險族群，有失智或記憶力衰退的傾向時，要注意是否已經有甲狀腺機能低下的情形。

在營養與失智症的關係方面，維生素B_{12}的缺乏可能會有記憶力衰退、認知能力受損、憂鬱、狂躁症，或其它精神紊亂等症狀【註9】。身體缺乏維生素B_{12}的時候，紅血球會無法順利熟化，會使得紅血球的體積增加，平均血球容積（mean cell volume, MCV）上升，導致巨球性貧血症。

但是要注意的是，如果葉酸的營養或是其他造血的營養充足時，即使維生素B_{12}缺乏，有可能不會有貧血症狀，或者有貧血症狀，但是平均血球容積是在正常範圍內。甚至如果維生素B_{12}缺乏合併鐵質嚴重缺乏，平均血球容積可能會偏低，形成小球性貧血。所以，不能因為沒有貧血，或是平均血球容積沒有上升，而排除維生素B_{12}缺乏的因素【註10】。

當我們從食物中攝取維生素B_{12}後，胃的壁細胞會分泌內在因子（intrinsic factor, IF）與維生素B_{12}結合形成錯合物複合體，錯合物複合體的結構使得維生素B_{12}不容易被破壞。運行到迴腸時，會被迴腸黏膜細胞的受體辨識，再利用胞飲方式吸收，讓維生素B_{12}進入體血液循環，所以若是身體有胃側壁細胞抗體（Anti-Gastric Parietal Cell Antibody），身體分泌的內在因子會減少，維生素B_{12}的吸收也會不足。同理，如果有接受過胃腸道手術的人，也可能發生維生素B_{12}吸收不足的現象，長期吸收不足，就會產生維生素B_{12}缺乏症狀。

笑氣，使B_{12}失去活化作用

另一個要特別注意的是，麻醉氣體跟工作環境。笑氣（Nitrous oxide）是麻醉常用到的氣體之一，笑氣會使對維生素B_{12}內的鈷原子產生不可逆的氧化作用，使得維生素B_{12}失去活化，使得許多依賴維生素B_{12}的生理及代謝反應出現障礙，嚴重的人會有臨床症狀的產生。

曾有患者在接受使用笑氣麻醉的手術後，產生失智症的症狀【註11】。除了手術中被麻醉的患者有笑氣暴露的風險之外，麻醉醫師、麻醉護理師、外科醫師、開刀房護理師、牙

科醫師、牙科助理、牙科護理師、獸醫師、獸醫助理、笑氣製造商、笑氣供應商，及笑氣運輸業者都有暴露的風險。若是工作中有使用到笑氣，要注意是否有外洩暴露的安全性問題，長期暴露會對健康有所危害。

維生素 B_{12} 的主要來源為動物性食物，例如海鮮、肉類。如果是吃蛋奶素的人，維生素 B_{12} 含量較高的食材為紫菜、海苔、枇杷、裙帶菜、裙帶菜根、蛋、脫脂奶粉、全脂鮮乳。

註9 C. Durand et al., "Psychiatric manifestations of vitamin B12 deficiency: a case report," Encephale. 2003 Nov-Dec;29(6):560-5.

註10 D. L. Evans et al., "Organic psychosis without anemia or spinal cord symptoms in patients with vitamin B12 deficiency," Am J Psychiatry. 1983 Feb;140(2):218-21.

註11 H. El Otmani et al., "Postoperative dementia: toxicity of nitrous oxide," Encephale. 2007 Jan-Feb;33(1):95-7.

營養自救筆記

即使檢驗在正常範圍，體內的B_{12}仍可能不足

血液中維生素B_{12}濃度的參考範圍為187～883 pg/mL，參考值可能會因檢驗方式有所不同。不過要注意的是，由於檢驗有許多干擾因素，血液中維生素B_{12}濃度若是偏低，即使在正常範圍內，也有可能身體的維生素B_{12}濃度不足。

有強烈懷疑維生素B_{12}缺乏造成的症狀，需要考慮隔一段時間再檢驗追蹤一次，或者是進一步安排檢驗同半胱氨酸（Homocysteine）或甲基丙二酸（methylmalonic acid）的濃度。如果身體嚴重維生素B_{12}缺乏，同半胱氨酸或甲基丙二酸的濃度可能會上升。

若是懷疑有壁細胞抗體造成內在因子不足，使得維生素B_{12}吸收減少，造成維生素B_{12}缺乏，可以進一步安排檢驗是否有胃側壁細胞抗體。

依據國人膳食營養素參考攝取量修訂第七版（Dietary Reference Intakes），維生素B_{12}營養建議攝取量：

年齡	0～6月	7～12月	1～3歲	4～6歲	7～9歲	10～12歲
微克（μg）	AI＝0.4	AI＝0.6	0.9	1.2	1.5	男：2.0 女：2.2
年齡	13～15歲	16～18歲	19～30歲	31～50歲	51～70歲	71歲～
微克（μg）	2.4	2.4	2.4	2.4	2.4	2.4
懷孕	第一期	第二期	第三期	哺乳期		
微克（μg）	+0.2	+0.2	+0.2	+0.4		

※表中標明AI者為足夠攝取量（Adequate Intakes），未標示者為建議攝取量ＲＤＡ（recommended daily allowance）。

◆含維生素B_{12}較高的食物（每一百克含量大於兩微克）：

壽司海苔片、台灣蜆、九孔螺、紅毛苔、紫菜、鵝肝、小魚干、牡蠣干、文蛤、鮟鱇魚肝、竹蟶、柴魚片、鵝心、豬肝、膽肝、雞肝、豬脾臟、帶殼真牡蠣（生蠔）、長體油胡瓜魚、真牡蠣、環文蛤、油魚卵（加工）、鯔魚卵、香螺、日本銀帶鯡魚干、日本竹筴魚、鯖魚、泰勃圓鰺、魚肉脯、花腹鯖、褐臭肚魚、綠殼菜蛤干（淡菜）、大文蛤、鰆魚卵、西施舌、綠殼菜蛤、大甲鰺、鰹魚卵、蝦夷海扇蛤、哈氏彷對蝦、豬腎、黑齒牡蠣、鴨蛋黃、螳螂蝦、藍圓鰺、泥螺、秋刀魚、黑棘鯛（含皮）、枇杷、裙帶菜、裙帶菜根、干貝、雞蛋黃、脫脂奶粉、全脂鮮乳、鴨蛋、鵝蛋。

03

偏頭痛影響工作，擺脫不了的普拿疼！

雖然運動跟飲食調整，讓她的體重減了五公斤，但是偏頭痛的問題，卻是一直都沒有改善。求助婦產科醫師，最後診斷為「經期偏頭痛」，但是她還是脫離不了需要常常吃藥減緩疼痛的日子。

一覺醒來，欣愉趕緊看著手機上的行事曆，同時也吞下了一顆止痛藥。星期一早上通常是外商公司報告業績進度的時間，每次到了這一天，欣愉的頭痛都會很容易發作。

重要場合竟頭痛，表現不如預期

知名國立大學畢業的欣愉雖然進入人人羨慕的外商公司，但是每到要報告業績或簡報的時候，心中的壓力常常都很大。因為在外商公司工作的同事，每個人實力都很頂尖，工作也很努力，名校畢業的光環常常比不上辦公室的「甄嬛」。

大學是書卷獎常客的欣愉，心中經常擔憂，如果在公司沒有比他們有更好的表現，未來升遷可能永遠輪不到自己。為了讓自己的簡報技巧更強，欣愉下班後還加入專業講師辦的簡報訓練班，加強自己的簡報技巧。在一場非常重要的商業提案會議上，因為牽涉的金額非常龐大，長官指派了欣愉負責主要的簡報。看著台下的潛在投資者，她一步步地表現已經演練數十遍的提案，利用簡報班學到的開場技術，一開場就順利吸引到台下的目光。

隨著簡報順利進行，欣愉心中的壓力也逐漸變小，但是在切換到財務估算的投影片時，頭卻劇烈疼痛起來。頭痛不像外傷會在皮膚外表有明顯的傷口，這種疼痛如果不說出來，通常只有自己默默承受。由於突如其來的劇烈頭痛，她的注意力開始下降，很多當初設計簡報事先想好的橋段，常常都切換到下面的投影片時，才想起來剛剛應該要呈現的內容。幸好，平常有多次演練，最終順利結束了，然而只有欣愉自己知道，當天表現只有達到七十分。

壓力大、經期偏頭痛、低血糖，哪個才是主因？

欣愉知道常常到門診拿止痛藥解決頭痛對身體也不好，剛好因為在簡報班有認識許多醫師，她開始一個一個求教於醫師，是否有其它原因會造成頭痛。

好心的簡報班醫師同學，幫她安排了腦部電腦斷層影像檢查，結果顯示她的腦部沒有長腫瘤，也沒有任何結構異常。醫師同學建議她放鬆身心、多運動，欣愉聽了建議後，便開始認真運動，甚至每天用APP記錄飲食的卡路里及熱量。

雖然運動跟飲食調整，讓她的體重減了五公斤，但是偏頭痛的問題，卻是一直都沒有改善。善於記錄的她發現，偏頭痛常常都是在月經來時，或是前後的日子特別嚴重。不死心的她跑去求助婦產科醫師，最後診斷為「經期偏頭痛」。

有一天，就在擔任簡報班助教的時候，看到了一張醫師演講關於低血糖症狀的投影片，上面寫著頭痛、冒冷汗等症狀，欣愉像是突然被電到一樣，驚覺自己該不會是這個原因造成的頭痛吧？欣愉私底下跟簡報低血糖的醫師討論過後，她了解到，低血糖雖然會有頭痛症狀，但有的人是低血糖過後，血糖已經反彈上升了才有頭痛症狀。如果在頭痛當下驗血糖，特殊族群可能是無法驗出有低血糖問題。

不定時偏頭痛，原因在「鎂」身上

為了徹底調查是否有血糖波動的問題，簡報班的醫師建議她去有連續血糖監測的醫院或診所做詳細檢查。

欣愉發揮了追根究柢的精神，立刻來到了新陳代謝科門診掛號。醫師跟她解釋低血糖或大幅度的血糖波動是有可能導致頭痛的症狀，但是非糖尿病患者或是沒有

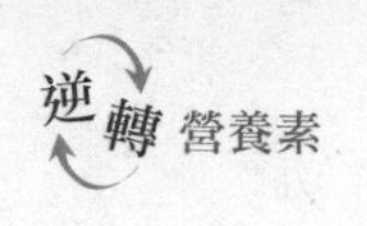

使用降糖藥物的人，低血糖的情形並不常見。

不過身體如果有胰島素瘤，身體分泌過量胰島素，的確會有低血糖情形的產生。新陳代謝科醫師建議她可以先自己多量血糖觀察，不一定要做連續血糖監測，但是欣愉覺得時間就是金錢，快速找到問題比較重要，所以自己主動跟醫師要求要自費做連續血糖監測。

因此，醫師除了幫欣愉身體檢查之外，還詳細問了平日的飲食情形。問診後，建議除了安排連續血糖監測，更要安排營養評估檢測，來排除營養問題造成的偏頭痛。

欣愉做完連續血糖監測後，根據醫師的分析結果沒有發現低血糖情況，血糖波動也在合理範圍內。但是營養檢測結果卻發現，血液中的「鎂」離子偏低。醫師便建議她在飲食中多攝取含「鎂」的食物，並且安排營養師做專業的飲食衛教。

在改善平日的飲食之後，欣愉偏頭痛的發作情形真的越來越少，甚至好幾個星期以上都沒有發作。在飲食調整三個月後的星期一上午，又到了簡報業務的時間，看著密密麻麻的財務數字投影片，欣愉不再有頭痛的症狀，在簡報時，展現出更多的自信與專業感。

不「藥」可解
武龍醫師的營養診療室

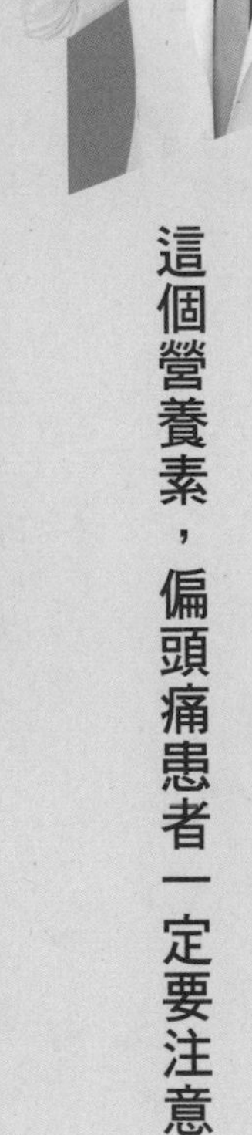

這個營養素，偏頭痛患者一定要注意

常見的頭痛類型有偏頭痛、緊縮型頭痛、叢發性頭痛以及其它原因造成的頭痛。如果女性的偏頭痛好發在月經週期的時間，有的時候會稱作「經期偏頭痛」（menstrual migraine）。甚至還可以細分為純月經偏頭痛（pure menstrual migraine）或與月經相關無預兆偏頭痛（menstrually related migraine, MRM）。

頭痛的原因很多，有原發性及次發性的因素，有時候其實根本找不到原因。但是頭痛如果越來越嚴重，有時會考慮安排影像檢查排除動脈瘤、腦內出血、腫瘤等急症。

目前有越來越多的研究顯示，體內鎂離子的濃度變化與偏頭痛有關。很多人在偏頭痛發作的時候，血漿中的總鎂離子（serum total magnesium）或是離子態鎂離子（serum ionized magnesium）是偏低的。醫學研究顯示，補充鎂離子可能可以改善偏頭痛患者的頭痛發作頻率，甚至也有研究顯示可以在偏頭痛急性期給予患者注射鎂離子，以減緩頭痛症狀。

女性在月經時期的偏頭痛跟鎂離子有關嗎？偏頭痛除了跟身體鎂離子的濃度偏低有關以外，醫學研究顯示，月經時期的偏頭痛患者，血漿的鎂濃度不一定比正常人低，但是組織細胞內的鎂濃度明顯比較低。若是讓月經時期的偏頭痛患者補充鎂離子，研究發現可以使得細胞內的鎂離子濃度上升，而且改善經前症侯群以及經期偏頭痛【註12】。

醫學研究顯示，體內中的鎂離子濃度，在月經週期的時間會有波動變化【註13】，而有經期偏頭痛的患者，偏頭痛的誘發因素不一定是血漿的鎂離子濃度降低，而是血漿離子態鈣離子，與離子態鎂離子比值（Serum Ionized Calcium/Ionized Magnesium Ratios）改變了【註14】。

這些研究顯示了鎂離子的狀態與經期偏頭痛的關係，不過也相對說明了，臨床上要證明患者偏頭痛的難度，因為患者抽血檢查後的血漿的鎂離子濃度在正常濃度範圍，不代表患者組織細胞內的鎂離子濃度是正常的，自然也無法絕對排除偏頭痛是否跟鎂有關。

註12 F. Facchinetti et al., "Magnesium prophylaxis of menstrual migraine: effects on intracellular magnesium," Headache. 1991 May;31(5):298-301.

註13 Puja Dullo and NeerajVedi, "Changes in serum calcium, magnesium and inorganic phosphorus levels during different phases of the menstrual cycle," J Hum Reprod Sci. 2008 Jul-Dec; 1(2): 77–80.

註14 A. Mauskop et al., "Serum ionized magnesium levels and serum ionized calcium/ionized magnesium ratios in women with menstrual migraine," Headache.2002 Apr;42(4):242-8.

營養自救筆記

鎂多在骨頭與肌肉，血液濃度無法正確反映

血漿的鎂離子濃度正常範圍為 1.9 ～ 2.5 mg/dL。低血鎂除了偏頭痛以外，可能會有手抖、心律不整、癲癇、眼球震顫或是精神情緒的症狀。人體中的鎂離子，百分之〇．三在血漿，百分之〇．五在紅血球，也就是說紅血球內的含量比血漿多，所以如果抽血的時候，有遇到溶血的狀況時，會使檢驗數值上升造成誤判。

另一個重要的觀念是，鎂離子在血液中的濃度不到人體全部的百分之一，大部分人體的鎂離子儲存在骨頭與肌肉，所以抽血驗出的血漿鎂離子濃度，無法正確反映出人體內的鎂離子是否充足。

加上有偏頭痛問題的人，有一部分人的離子態鎂離子（low serum ionized magnesium）偏低，但血漿中總鎂離子（serum total magnesium）還是在正常的範圍。千萬不能因為血漿鎂離子濃度在正常範圍內，就認為患者體內的鎂離子是足夠的。要檢測鎂離子是否足夠，可以安排做靜

營養自救筆記

鎂多在骨頭與肌肉，血液濃度無法正確反映

脈注射鎂離子負荷試驗（intravenous magnesium load test）、肌肉切片或骨頭切片檢驗【註15】。

註15　W. Jahnen-Dechent and M. Ketteler , "Magnesium basics." Clin Kidney J (2012) 5[Suppl 1]: i3–i14.

依據國人膳食營養素參考攝取量修訂第七版（Dietary Reference Intakes），鎂的營養建議攝取量：

年齡	0～6月	7～12月	1～3歲	4～6歲	7～9歲	10～12歲
毫克（mg）	AI＝25	AI＝70	80	120	170	230
年齡	13～15歲	16～18歲	19～30歲	31～50歲	51～70歲	71歲～
毫克（mg）	男：350 女：320	男：390 女：330	男：380 女：320	男：380 女：320	男：360 女：310	男：350 女：300
懷孕	第一期	第二期	第三期	哺乳期		
毫克（mg）	+35	+35	+35	+0		

◆**含鎂較多的食物**（每一百克含量大於兩百毫克）：

乾海茸芯、鳳尾藻、洋香菜片、乾海帶、米胚芽、乾裙帶菜、調味南瓜子、可可粉、甘草粉、冷凍烏龍麵、熟紫菜、西瓜子、小茴香粉、西洋芹菜片、白胡椒粉、葵瓜子、羅勒片、即溶咖啡粉、奇亞籽、白芝麻、亞麻仁籽粉、紫菜、壽司海苔片、小麥胚芽、亞麻仁籽、黑芝麻、紅毛苔、薑粉、咖哩粉、杏仁片（生）、金錢魚、銀魚、麻醬、迷迭香粉、黑巧克力（百分之八十五）、蝦皮、鬚赤蝦、蝦醬、杏仁果、松子仁、五香粉、褐臭肚魚、花生粉、腰果、花生、豆漿粉、乾裙帶菜根、七味唐辛子、香螺、糙薏仁、扁魚干、斑點雞籠鯧、牡蠣干、黃豆、青仁辣椒粉、咖啡豆（曼特寧）、小魚干、愛玉子、黃豆粉、黑豆、生蓮子。

04

懷孕中遇癲癇發作，出了什麼錯？

由於癲癇的症狀一直沒有什麼改善，只要有癲癇的症狀，加護病房的護理師就會急叩值班醫師，讓醫師覺得有點苦惱，但是卻又束手無策……。

剛滿三十歲的小芬，臉上經常面帶微笑，不時就會用手摸摸肚子，感受一下肚子裡胎兒的心臟跳動。

雖然小芬比較早婚，但是結婚後，看著比較晚結婚的同學同事一個個都有了小孩，自己的肚子都毫無動靜。

孕婦癲癇發作，找不出病因

每當過年過節，被長輩們追問什麼時候要生小孩，小芬都只能笑笑地回應：「順其自然就好！」但是在她的心中，一直都想要有個小孩的。所以好不容易在結婚十年後，懷了第一個孩子，心中自然是很珍惜這得來不易的緣份。

小芬雖然不喜歡戶外活動，但是為了孩子的健康，不愛運動的她，會以逛百貨公司或超市當作運動。有一天晚上，在逛完百貨公司回到家後，才跟婆婆打完招呼沒多久，小芬卻全身突然攤軟，眼睛上吊，任憑婆婆怎麼呼喚都叫不醒。

婆婆慌張地立刻叫救護車協助救援，還好醫院就在附近，很快就送到了急診室。醫護團隊迅速幫小芬戴上氧氣面罩，並做完基本的抽血檢驗。醫師跟小芬的婆婆說明癲癇症狀，由於無法排除腦出血、腦中血或血管瘤破裂，小芬馬上就被醫護團隊送去做腦部電腦斷層檢查。

腦部電腦斷層檢查顯示，腦部並沒有腦出血或是明顯的中風缺血症狀。小芬被送到急診後，開始有發高燒的現象，所以在轉送到加護病房後，使用了抗生素預防嚴重的敗血症感染。雖然在急診就使用了抗癲癇的藥物，但是在加護病房，癲癇症狀還是沒多久就會發作一次。

加護病房的值班醫師進一步檢驗了常見的電解質平衡問題，抽血的結果顯示，除了有輕微的貧血外，小芬血液中的鈣離子、鎂離子濃度都在正常的範圍內。由於癲癇的症狀一直沒有什麼改善，只要一有癲癇的情況，加護病房的護理師就會急叩值班醫師來看病人，讓值班醫師覺得有點苦惱，卻又束手無策。

缺少維生素B_6，癲癇症狀發作

隔天的加護病房晨會，值班醫師特地拿小芬的案例，跟在場的資深主治醫師討論。討論許久後，主治醫師建議如果排除腦部感染，還找不到問題的原因，就要考慮檢驗是否有維生素B或是甲狀腺的問題，因為這些問題都可能會產生癲癇。

值班醫師開完病例討論的晨會後，立刻安排抽血檢驗血液中的維生素B_1、B_2、B_6、B_{12}及甲促素（TSH）濃度。由於小芬處於懷孕狀態，為了減少藥物影響到腹中胎兒，加護病房的主治醫師會跟婦產科醫師及藥師討論如何用藥。

即使在跨科的團隊照料下，小芬的癲癇症狀依然頻繁出現，而且腦波監測仍然顯示有不正常放電。在進入加護病房的數天後，抽血的結果顯示甲促素（TSH）及維生素B_1、B_2、B_6、B_{12}濃度都在正常範圍，但是維生素B_6的濃度非常低。主治醫師知道抽血最新結果後，立刻給予小芬補充維生素B_6。沒想到在補充維生素B_6之後，癲癇症狀開始有了改善，甚至之後的腦波不正常放電也逐漸減少了。

因為癲癇症狀獲得了控制，小芬的意識逐漸清醒，也離開了加護病房轉到普通病房。在普通病房時，主治醫師詢問了小芬過去的病史，才知道原來她出生後沒多久就有癲癇症狀，但是注射維生素B_6之後，就有所改善了。

小芬平日會服用維生素B6，但是已經二十多年都沒有癲癇發作，所以老公跟婆婆都不知道她有癲癇的病史。經過了營養評估後，醫師跟小芬解釋說明懷孕會增加維生素B6的消耗量，建議要比平日服用的維生素B6劑量還高。出院之後，小芬仔細地遵照醫師的指示補充維生素B6，之後的血液追蹤也顯示維生素B6濃度有上升回到正常範圍，而小芬也不再有癲癇發作，最後順利地生下小孩。

不「藥」可解
武龍醫師的營養診療室

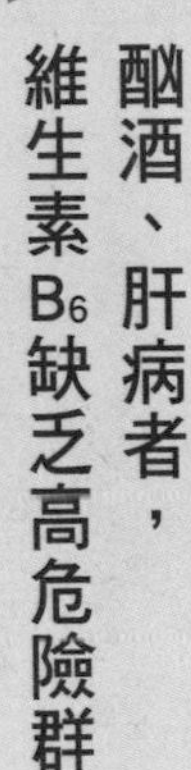

酗酒、肝病者，維生素B6缺乏高危險群

由於腦部的病變或其它疾病，造成腦細胞不正常的放電所引起的臨床症狀，稱之為「癲癇發作」（seizure）或多次發作稱為「癲癇」（epilepsy），癲癇在台灣的俗稱為羊癲瘋、羊暈或豬母癲。

病人可能意識昏迷，並且有全身抽搐的大發作表現，或是只有單側手或腳的局部抽搐或感覺異常。

如果腦部有創傷、腫瘤、感染、代謝異常，或者身體有糖尿病血糖控制不良、甲狀腺風暴、營養不良，或自體免疫性疾病等，都有可能會使得腦部不正常放電造成癲癇發作的症狀【註16】。腦部電腦斷層或核磁共振檢查，可以幫助我們排除患者腦部是否有出血、腫瘤或腦膿瘍。電解質不平衡或是嚴重低血糖、嚴重高血糖或是缺乏維生素B_1、B_2、B_6、B_{12}也會有可能會造成癲癇發作的症狀，一般抽血檢驗就可以幫忙排除這些原因。

通常維生素B_6不足引發癲癇的情況，大多發生在小孩，成人比較少見。懷孕的時候，母體對於維生素B_6的需求量上升，若有維生素B_6的攝取沒有增加，也會有可能在懷孕中產生維生素B_6不足的情形，嚴重的人，就有可能造成癲癇發作【註17】。

常喝酒的人、患有肝病者，或是使用口服避孕藥的女生，也有較高的風險有維生素B_6缺乏的情形。另外，使用治療肺結核的藥物「異菸鹼醯肼錠」（Isoniazid, INH）會影響維生素B_6的代謝，所以服用此種藥物，需要補充維生素B_6來預防代謝受損引起的神經病變或是癲癇發作。

治療帕金森氏症所使用的腸凝膠劑（Levodopa/carbidopa intestinal gel），也曾有過使用此一腸凝膠劑後產生癲癇發作，之後使用維生素B_6治療好癲癇的醫學案例。目前治療帕金森氏症所使用的腸凝膠劑對於維生素B_6代謝的影響並不清楚，只能說使用此一腸凝膠劑，要注意是否有維生素B_6不足的情形產生【註18】。

註16 H. S. Lee and J. S. Hwang, "Seizure and encephalopathy associated with thyroid storm in children," J Child Neurol. 2011 Apr;26(4):526-8.

註17 A. Schulze-Bonhage et al., "Pharmacorefractory status epilepticus due to low vitamin B6 levels during pregnancy,"Epilepsia. 2004 Jan;45(1):81-4.

註18 Y. Tong, "Seizures caused by pyridoxine (vitamin B6) deficiency in adults: A case report and literature review," Intractable Rare Dis Res. 2014 May;3(2):52-6.

營養自救筆記

維生素缺乏，導致癲癇發作

血液的維生素B_6濃度參考區間為8.7～27.2 μg/L。維生素B_6缺乏時，會引起貧血、脂漏性皮膚炎、癲癇，以及憂鬱等症狀。因為缺乏維生素B_1、B_2、B_6、B_{12}也會造成有癲癇發作的症狀。如果懷疑是因為營養缺乏造成癲癇發作，應該考慮做完整的檢測，而不是只單驗血液中的維生素B_6濃度。

糖尿病患者，如果有嚴重低血糖、嚴重高血糖，或是有糖尿病酮酸中毒現象的患者，也容易有癲癇發作的症狀【註19】。所以若是糖尿病患者，要勤量血糖，讓血糖控制在正常範圍內。

註19 R. Hesham et al., "Seizure as the first presentation of diabetes mellitus," TherAdvEndocrinolMetab. 2012 Oct; 3(5): 175–177.

依據國人膳食營養素參考攝取量修訂第七版（Dietary Reference Intakes），維生素B6的營養建議攝取量：

年齡	0～6月	7～12月	1～3歲	4～6歲	7～9歲	10～12歲
毫克（mg）	AI＝0.1	AI＝0.3	0.5	0.6	0.8	1.3
年齡	13～15歲	16～18歲	19～30歲	31～50歲	51～70歲	71歲～
毫克（mg）	男：1.4 女：1.3	男：1.5 女：1.3	男：1.5 女：1.5	男：1.5 女：1.5	男：1.6 女：1.6	男：1.6 女：1.6
懷孕	第一期	第二期	第三期	哺乳期		
毫克（mg）	+0.4	+0.4	+0.4	+0.4		

※表中標明AI者為足夠攝取量（Adequate Intakes），未標示者為建議攝取量ＲＤＡ（recommended daily allowance）。

◆含維生素B_6較高的食物（每一百克含量大於〇．八毫克）：

薤、愛玉子、辣椒粉、金針菜乾、海帶茸、麥片、羅勒片、蒜粉、七味唐辛子、蟹腳肉、花椒粉、乾裙帶菜、脫水甘藍、乾海茸芯、米胚芽、黑豆、洋香菜片、鵝肝、山葵粉、甘草粉、乾香菇、小麥胚芽、紅辣椒、葵瓜子、乾木耳（黑耳仔）、開心果、干貝、咖哩粉、豬耳、咖啡豆（曼特寧）、乾鈕釦菇、長辣椒（紅皮）、白鳳豆、壽司海苔片、花椰菜乾、薑粉、里肌肉、大蒜、無花果、乾香菇、紫色花椰菜、朝天椒、西洋芹菜片、豆漿粉、髮菜、黃耆片、花生、白胡椒粉、乾裙帶菜根。

05

眼前一片霧濛濛，業務男應酬到出狀況

阿德失望地走出診所，回家後跟老婆吃飯吃到一半不自主地留下了男兒淚。沒有了視力，就可能沒有了工作跟優渥的收入，以後的生活該怎麼辦？想到自己沒有把身體照顧好，感到非常後悔……。

阿德結婚後，因為要扛起家裡的日常支出、房貸以及小孩的學費，所以工作上選擇了薪資比較高的業務作為收入來源。

平日除了拜訪客戶外，晚上有時也需要喝酒應酬。雖然心中知道常喝酒對身體不好，但是因為害怕掉業績影響到收入，繳不出房貸，所以客戶或是主管邀約的應酬聚會，幾乎是每邀必到。

喝酒應酬，視力大幅下降！

因為自己的生活作息跟習慣不好，每年的阿德都會到醫院接受公司提供的免費健康檢查。沒想到在四十歲生日那年，健檢結果顯示自己得了糖尿病。

由於工作忙碌，所以選擇了家裡附近的診所就醫。阿德得到糖尿病後，發揮了做業務的永不放棄精神，透過血糖量測及飲食改善，糖尿病的糖化血色素 HbA1c 都能控制在標準範圍內。在情人節的前一天晚上，阿德陪著還單身的客戶喝酒吃宵夜，喝完酒後，迷迷糊糊回到家，抓到床鋪立即就寢。

隔天早上，阿德起身拿起手機要看時間時，卻發現怎麼樣也看不太清楚，跑到浴室洗把臉，再看看四周，也都是模糊的影像。阿德立刻請假到眼科做檢查，檢查顯示阿德的視力大幅地衰退，但是並沒有發現明顯糖尿病視網膜病變現象。

眼科醫師詢問：「最近有車禍或外傷撞擊到眼睛嗎？」

阿德回答說：「沒有耶，而且我在戶外，甚至是平常開車，還會戴太陽眼鏡保護眼睛。」

由於不能排除視神經壓迫的症狀，細心的眼科醫師安排了腦部的核磁共振，來排除是否有腦內腫瘤壓迫到視神經。檢查結果也顯示，沒有任何明顯的腦內腫瘤或病灶壓迫到視神經。由於找不到視神經病變原因，眼科醫師希望阿德到新陳代謝科門診，評估是否為糖尿病神經病變所引起的視神經病變。

血糖控制正常，也無異常抗體

阿德回到原來就醫的診所，詳細地把眼睛的症狀跟眼科醫師給他的建議陳述給主治醫師了解。醫師看了阿德最近的抽血報告後，跟阿德說：「最近一次的糖化血色素 HbA1c 為百分之五．八，在一般糖尿病患者血糖控制目標的範圍內，應該不是血糖控制不良所引起。不過，會不會是因為長期有糖尿病的關係，造成視神經病變，就不好說了。」阿德失望地走出診所，回家後跟老婆吃飯，吃到一半不自主地流下了男兒淚。因為沒有了視力，就可能沒有了工作跟優渥收入，以後的生活該怎麼辦？想到自己沒有把身體照顧好，感到非常後悔，因為視力不好的關係，他拜託老婆幫他上網研究糖尿病與眼睛疾病的衛教文章。

阿德的老婆在網路上查到很多糖尿病會造成視網膜病變的資訊，但是除了控制好血糖，其它就是交代要好好跟眼科醫師配合治療，但是眼科醫師已經幫阿德排除了視網膜病變的原因，主要診斷是視神經病變。接著，在網路查到「視神經病變，可能是感染或是自體免疫疾病造成」。阿德的老婆看到這個還沒有檢查過的病變原因後，立刻帶阿德到醫院的風濕免疫科門診就醫，安排抽血檢查。

回診時，醫師告訴他：「抽血檢驗的報告顯示，沒有任何抗體檢驗有異常的發現。」風濕科的醫師看到阿德失望的表情，心中很想幫忙他解決難題，不過真的不是免疫風濕病造成的症狀，醫師也覺得束手無策。後來，醫師想到可以轉介到專門治療糖尿病併發症的新陳代謝科醫師看看。

由於有很多同業會將傷口長期沒有癒合的糖尿病患者轉介治療，後續成效都不錯，風濕科的醫師建議阿德可以到新陳代謝科。

戒酒、補充葉酸，視力終復原

阿德轉介到新陳代謝科，醫師在了解病史後，先檢視近期的血糖控制與抽血檢驗，再從身體與病史一一詢問，排除梅毒感染或雙手雙腳麻木的跡象。

新陳代謝科醫師建議做更詳細的營養評估。在抽血做營養評估後發現，血液中的鈣質在正常範圍，但葉酸濃度範圍竟然連最低的正常檢驗範圍數值都不到，顯示有葉酸缺乏（folate deficiency）問題。醫師跟阿德解釋葉酸如果長期缺乏，即使沒有糖尿病，也有人會產生代謝性視神經病變（metabolic optic neuropathy），建議多補充葉酸，而且要戒酒，追蹤視力改善的情形。

阿德想著如果失明，沒辦法工作，全家人會沒有經濟收入來源，房貸會付不出來，所以很認真聽從醫師的指示，從此滴酒不沾。在營養介入及戒酒後，四個星期後的回診，視力有了明顯地改善，而在三個月後的回診，阿德的視力恢復接近到跟之前一樣。

不「藥」可解
武龍醫師的營養診療室

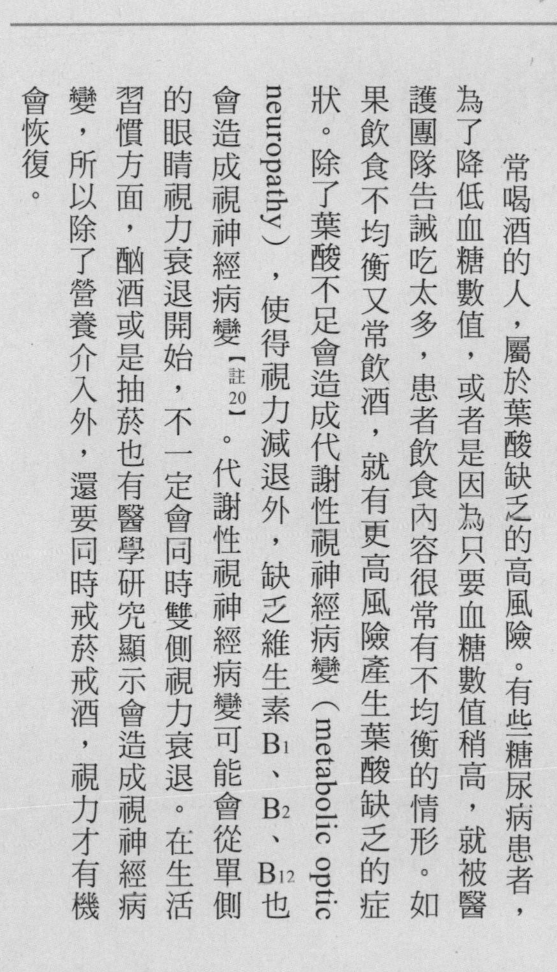

糖尿病、喝酒抽菸，造成的視力衰退

常喝酒的人，屬於葉酸缺乏的高風險。有些糖尿病患者，為了降低血糖數值，或者是因為只要血糖數值稍高，就被醫護團隊告誡吃太多，患者飲食內容很常有不均衡的情形。如果飲食不均衡又常飲酒，就有更高風險產生葉酸缺乏的症狀。除了葉酸不足會造成代謝性視神經病變（metabolic optic neuropathy），使得視力減退外，缺乏維生素B_1、B_2、B_{12}也會造成視神經病變【註20】。代謝性視神經病變可能會從單側的眼睛視力衰退開始，不一定會同時雙側視力衰退。在生活習慣方面，酗酒或是抽菸也有醫學研究顯示會造成視神經病變，所以除了營養介入外，還要同時戒菸戒酒，視力才有機會恢復。

糖尿病最常見的眼睛併發症為糖尿病視網膜病變，所以最常做的預防性篩檢是眼底鏡攝影，幫助患者篩檢是否有糖尿病視網膜病變。但是像是白內障、前缺血性視神經病變（anterior ischemic optic neuropathy），以及糖尿病性視乳頭病變（diabetic papillopathy）也都可能併發在糖尿病患者身上。所以即使沒有糖尿病視網膜病變，眼睛的症狀還是有可能是跟糖尿病相關。

另外，要特別注意的是，在一個胰島素依賴的糖尿病患者或第一型糖尿病患者，有視力衰退的症狀，但是檢查沒有糖尿病視網膜病變，可是有視神經萎縮的話，要注意是否為Wolfram 氏症候群（Wolfram Syndrome, DIDMOAD）。這是一種罕見的體染色體隱性遺傳模式的神經退化性疾病，可能會有尿崩症、糖尿病、視神經萎縮、聽障等四大症狀。

日本的研究顯示，日本人每七十一萬人中會有一個Wolfram 氏症候群患者，不過其中只有百分之四十九的人，同時帶有尿崩症、糖尿病、視神經萎縮、聽障等四個症狀【註21】。疾病的發現、診斷與治療並不是很容易，臨床上，如果有懷疑的個案，可能要尋求新陳代謝專科醫師協助。

如果有自體免疫疾病（例如：全身性紅斑性狼瘡）的患者，可能會併發視神經炎。此外，如果有甲狀腺疾病病史，或是脖子腫大的人，要注意是否有橋本氏甲狀腺炎，曾經有發生橋本氏甲狀腺炎併發視神經炎的案例【註22】。如果有視神經發炎，同時又常常手腳麻木或抽筋的人，可能要注意是否有副甲狀腺機能低下的問題，曾有醫學案例指出副甲狀腺機能低下，也可能造成視神經炎【註23】。

註20 A. A. Sadun, "Metabolic optic neuropathies," SeminOphthalmol. 2002 Mar;17(1):29-32.

註21 K. Matsunaga et al., "Wolfram syndrome in the Japanese population; molecular analysis of WFS1 gene and characterization of clinical features," PLoS One. 2014 Sep 11;9(9):e106906.

註22 J. M. Kim et al., "Steroid responsive rhombencephalitis and optic neuritis with autoimmune thyroid disease," Neurol Sci. 2015 May;36(5):813-5.

註23 M. F. Arshad et al., "Optic neuritis as presenting primary hypoparathyroidism," BMJ Case Rep. 2018 Nov 28;11(1).

營養自救筆記

紅血球干擾少，可準確判斷葉酸缺乏情形

血漿（serum）的葉酸濃度正常範圍為大於 4.0 ng/mL。葉酸濃度如果小於 4.0 ng/mL 為葉酸缺乏（folate deficiency）。檢驗數值的正常範圍可能會依不同試劑而有所不同。血漿中的葉酸濃度會在攝取富含維生素的食物後短暫升高，所以如果在飯後進行抽血檢驗，有可能會使得葉酸缺乏的人，檢驗結果卻是在正常範圍內。

紅血球內的葉酸濃度受到飲食的影響跟干擾較少，所以如果要更準確地判斷是否有葉酸缺乏的情形，可以檢驗紅血球內的葉酸濃度。不過此一方法，除非是做臨床研究，不然很少有醫院提供如此的檢驗。

依據國人膳食營養素參考攝取量修訂第七版（Dietary Reference Intakes），葉酸營養建議攝取量：

年齡	0～6月	7～12月	1～3歲	4～6歲	7～9歲	10～12歲
微克（μg）	AI＝70	AI＝85	170	200	250	300
年齡	13～15歲	16～18歲	19～30歲	31～50歲	51～70歲	71歲～
微克（μg）	400	400	400	400	400	400
懷孕	第一期	第二期	第三期	哺乳期		
微克（μg）	+200	+200	+200	+100		

※表中標明AI者為足夠攝取量（Adequate Intakes），未標示者為建議攝取量RDA（recommended daily allowance）。

◆**含葉酸較高的食物**（每一百克含量大於兩百微克）：

乾竹笙、鵝肝、壽司海苔片、雪蓮子（大粒埃及豆）、雞肝、豬肝、黑豆、米胚芽、乾鈕釦菇、煙燻豬肝、綠豆、熟紫菜、毛綠豆、黃豆粉、乾香菇、豆漿粉、小麥胚芽、黃耆片、乾香菇、紫菜、紅毛苔、菠菜、乾銀耳、乾花菇。

06

喝酒交陪、搏感情，民代腳痛苦不堪言

讓壯哥心情更難過的是，未來如果沒有定期洗腎，可能會再因為肺水腫住院。平常身為地方民意代表的壯哥，心情跌落到了谷底，一點也不像競選海報照片一樣充滿自信……。

一臉壞人臉孔的壯哥，不認識的人看到都會以為他混黑道，不過他真正的工作竟是地方的民意代表。

原本以為再多當幾年的民意代表，就可以享受退休生活的壯哥，在一次政府召開的會議結束後，突然感到身體不適，呼吸急喘，連走路都有困難，被工作人員緊急送到了醫院治療。

趕場拜票，民意代表操壞了腎

從急診收入院治療後，住院醫師跟壯哥解釋，因為是急性肺水腫，需要用氧氣及利尿劑治療。經過氧氣治療後，壯哥感覺症狀有好了一些，不過沒想到，住院後的隔天早上，主治醫師到病房查房後，竟然跟壯哥宣告，他的腎臟已經幾乎快要完全沒功能，血液中的鉀離子濃度一直降不下來，需要緊急洗腎治療。同時，壯哥的血糖很高，短期內需要使用胰島素控制血糖。

讓壯哥心情更難過的是，主治醫師還說：「這一次住院治療，會幫你安排緊急洗腎，但是未來如果沒有定期洗腎，可能會再因為肺水腫住院。」平常身為地方民意代表的壯哥，此時此刻的心情跌落到了谷底，一點也不像競選海報照片一樣充滿自信。

主治醫師後來認出他原來是地方民意代表，心中帶有好奇以及關懷的心情，詢問：「為什麼把腎臟搞到腎衰竭？」壯哥苦笑著說：「我不抽菸喝酒，但是常常到了選舉的時候，都搞得身體很累。因為必須趕場拜票，常常隨便吃點東西，就趕著到下一場活動。雖然不會嗜酒如命，但是難免喝酒應酬，選舉的拜票行程，通常很多很密集，常常跑完行程回家後，腰、腳都在痛，必須吃止痛藥，才能應付每天的行程。」

出院之後，經過飲食調整、高血壓控制，以及胰島素治療高血糖後，壯哥的腎功能有恢復一些。經過與主治醫師討論後，因為腎功能有恢復，或許暫時還不用「血液透析」，而且壯哥想要繼續當地方的民意代表，到處去跟選民「交陪、搏感情」。

在醫病的共享決策討論後，壯哥決定接受主治醫師建議，使用「腹膜透析」治療腎病變所帶來的併發症。經過「腹膜透析」及血糖控制後，壯哥順利地又回到了往日做民意代表的工作。

右腳疼痛不止，誠心祈求菩薩

有一天起床後，壯哥覺得右腳很痛，他想說可能是睡覺姿勢不良造成血液環循問題，所以在工作前，就先在家運動暖身活動筋骨。不過隨著時間過去，即使每天上工前都會做運動，右腳疼痛問題一直沒有改善。

因為疼痛越來越明顯，已經影響到了工作，透過工作人員的介紹，壯哥到了神經外科的門診做評估，初步發現脊椎有一些骨刺，但是還沒有嚴重到壓迫性骨折的現象。神經外科醫師轉介去做復健，認真復健了三個月後，症狀只有微不足道的改善。在定期門診追蹤糖尿病及腎臟病控制的時候，壯哥把右腳疼痛的情形告訴了腎臟科的主治醫師，醫師幫他轉介到神經內科做進一步評估。神經內科的主治醫師安排了神經傳導檢查，檢查顯示有神經傳導異常的現象，醫師認為右腳疼痛來自於糖尿病周邊神經病變，所以開立了控制糖尿病周邊神經病的藥物，壯哥吃了後，疼痛不但沒改善，還會常常頭暈以及口乾。

他看到藥袋上面寫著「抗癲癇藥物」後，反而嚇到不敢再吃藥。不過，壯哥並沒有選擇亂吃偏方改善疼痛，而是回到了神經內科的門診，跟醫師討論藥物的使用情形。神經內科的主治醫師跟壯哥解釋，雖然藥袋寫著治療抗癲癇的藥物，可是也可以用來治療周邊神經病變的疼痛，不過使用藥物後，壯哥有頭暈不適的症狀，醫師換了另一種藥物治療，並且多開立了維生素B_{12}給他補充。

在轉換藥物後，壯哥的頭暈症狀改善了，但是右腳疼痛的問題一直仍然沒有變好。雖然不會服用偏方或來歷不明的藥物，但是每天被腳痛折磨，整個人的氣色越變越差。每次工作完後，他都會抽空去附近有名的寺廟跟神明祈求，希望有一天腳痛能好，如果腳痛能好，一定捐錢給社會福利機構還願！

補充維生素B_6，精神變好腳不痛了！

有一天政府在中部地區開會，壯哥一大早就離開了平常居住的城市，但是開會到一半，由於突然右腳劇烈疼痛，真的讓他無法忍受了。雖然平日在醫學中心就醫，但是因為腳太痛了，還是請工作人員載他去附近醫院的急診。

急診醫師評估後，雖然沒有缺血性壞死或感染的現象，但是因為嚴重到只要輕輕一碰就會疼，卻又沒有嚴重到需要住院治療，所以將他轉到新陳代謝科門診做進一步的治療與評估。

醫師仔細地問診跟身體檢查，並且用心聆聽發病的病史及用藥情形。因為疼痛狀況在使用抗癲癇的藥物，或非類固醇消炎止痛藥後的效果皆不佳，新陳代謝科主治醫師懷疑不一定是糖尿病引起的神經病變。接著，醫師幫他做了右腳的軟組織超音波檢查，排除了腫瘤或是神經瘤造成的疼痛問題。之後並進一步的做甲狀腺功能及相關的營養檢查跟評估。

新陳代謝科醫師認為壯哥屬於維生素B_6缺乏的高風險族群，並且可能有維生素B_6不足的情形，建議他補充維生素B_6。壯哥在使用維生素B_6補充的三個月後，不只是覺得工作的精神變得更好了，而且腳痛竟然也有改善。

每天拜訪選民跟居民的行程，也不會再苦不堪言，在那年的中秋節過後，壯哥依約捐了很多錢給社會福利基金會，幫助弱勢族群。

不「藥」可解

武龍醫師的營養診療室

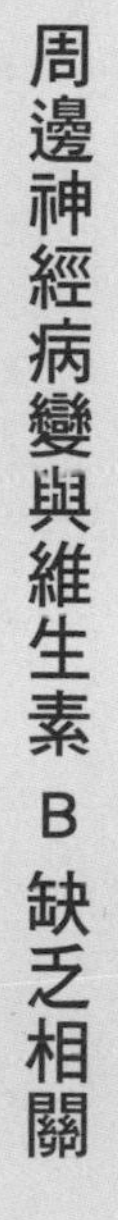

周邊神經病變與維生素B缺乏相關

如果患者有周邊神經病變的現象，可能會有麻、疼痛（抽痛、刺痛），或感覺異常（緊繃感、灼熱感）等症狀。周邊神經病變的原因可能是糖尿病、甲狀腺功能異常、營養不足、腫瘤或神經瘤壓迫周邊神經、使用有神經毒性的藥物等原因。

周邊神經病變跟維生素B_{12}缺乏有關，所以治療糖尿病周邊神經病變時，可能會開立維生素B_{12}，但是「腹膜透析」的患者，有較高的風險會有維生素B_6缺乏產生的症狀【註24】【註25】【註26】。研究指出，使用利尿劑的患者，尿液排出維生素B_6的總量會增加【註27】。如果患者有神經病變的症狀，一律開立維生素B_{12}，臨床上不一定有任何效果跟幫助，因為有時候患者缺乏的是維生素B_6，而不是維生素B_{12}。

除了飲食攝取不足、腹膜透析，以及使用利尿劑要注意是否有維生素B_6缺乏之外，使用口服避孕藥、肺結核藥物、常喝酒的人也有缺乏維生素B_6的可能性。另外，由於維生素B_6是在小腸吸收，如果有接受減重手術或腸胃道手術的人，可能會有吸收不良的風險。

註24 K. Moriwaki et al., "Vitamin B6 deficiency in elderly patients on chronic peritoneal dialysis," AdvPerit Dial. 2000;16:308-12.

註25 H. Okada et al., "Vitamin B6 supplementation can improve peripheral polyneuropathy in patients with chronic renal failure on high-flux haemodialysis and human recombinant erythropoietin," Nephrol Dial Transplant. 2000 Sep;15(9): 1410-3.

註26 E. A. Ross et al., "Vitamin B6 requirements of patients on chronic peritoneal dialysis," Kidney Int. 1989 Oct;36(4):702-6.

註27 M. Mydlík et al., "Metabolism of vitamin B6 and its requirement in chronic renal failure," Kidney Int Suppl. 1997 Nov;62:S56-9.

營養自救筆記

多數醫院無維生素 B_6 檢測，得靠醫師的專業經驗

血液的維生素 B_6 濃度參考區間為 8.7～27.2 μg/L。維生素 B_6 缺乏時會引起周邊神經病變、貧血、脂漏性皮膚炎、癲癇以及憂鬱症等。因為缺乏維生素 B_1、B_2、B_6、B_{12} 也會造成神經病變的症狀。

如果懷疑是營養缺乏造成的神經病變，應該考慮做完整的檢測，而不是只單驗血液中的維生素 B_6 濃度。要注意的是，「腹膜透析」的患者中，有的患者的血液中的維生素 B_6 是在正常範圍，可是活性形式維生素 B_6（磷酸吡哆醛，Pyridoxal phosphate, PLP）的濃度可能卻是偏低的，在數據判讀上可能要小心評估。

不過，由於血液的維生素 B_6 及 PLP 檢測，大多數的醫院沒有此項檢查，患者是否有維生素 B_6 缺乏的情形，可能只能由具有經驗的醫師，透過對病患的病史詢問、身體檢查、營養評估及症狀來推測。

可參閱 Chapter 4「04 懷孕中遇癲癇發作，出了什麼錯？」（第二〇九頁），關於維生素 B_6 每日的建議攝取量及食物列表。

07

肌肉動作不協調，像企鵝在走路！

有些人因為營養不良的關係，產生皮膚粗糙、骨質疏鬆，或是神經病變的症狀。剛過四十歲的小喬，不知道身體怎麼了，常常在跟小孩玩遊戲的時候跌倒。除了常常跌倒之外，手腳也開始會有麻的感覺……。

剛過四十歲生日的小喬，在陪小孩玩遊戲的時候，不小心跌倒，差一點就撞到了頭，因為很早就跟前夫離婚，所以一個人扶養孩子長大。

愛護小孩的她，常常陪孩子到戶外遊玩，但是不知道身體怎麼了，越來越常在跟小孩玩遊戲的時候跌倒。除了常常跌倒之外，手腳也開始會有麻的感覺。

曾胖到一百公斤，利用手術減重

一開始以為是工作太累造成的狀況，但是經由按摩放鬆或是民俗療法的整脊，卻是一點改善都沒有，甚至到後來，常常會有關節疼痛的現象，最後因為病情越來越嚴重，只好到醫院門診檢查跟諮詢。X光檢查顯示頸椎跟腰椎有骨刺，手麻腳麻的問題或許跟脊椎有關。

醫師安排做復健治療，剛開始復健的時候，手腳麻的情形有些微改善，但是走路跌倒的情形還是常常發生，門診醫師將她轉給神經內科醫師評估是否有其它問題。神經內科醫師請她雙腳合併站立，然後閉上雙眼，在閉眼後，小喬的身體竟然越來越搖晃，甚至無法站好。醫師用棉花棒輕觸小喬的身體，發現有些地方會有感覺遲鈍的現象。

神經傳導檢查發現，感覺神經的動作電位及肌肉動作電位的振幅有略為下降，也就是有神經傳導異常的情形。醫師進一步安排了腦部及脊髓的影像檢查，影像檢查只有看到一些退化的變化，並沒有看到腫瘤、出血，或是明顯的椎間盤突出。血液的檢驗顯示有輕微的貧血，以及維生素B_{12}濃度偏低的現象。醫師說明小喬的症狀為「共濟失調【註28】」，目前的診斷為亞急性脊髓退化（subacute combined degeneration of spinal cord）。

醫師幫小喬注射維生素B_{12}，並且開立口服的維生素B_{12}作補充。但是一個月之後，小喬的症狀並沒有明顯地進步。反而因為爬樓梯跌倒，造成骨折被送到急診，急診醫師建議要開刀住院治療。專科護理師在小喬從急診收入院後，就安排著開刀前的準備與評估，做身體檢查的時候發現，小喬肚子上竟然有開刀的傷口疤痕。詢問了過去病史才發現，小喬離婚後，一度胖到超過一百公斤，連走路都有困難，因為努力採用飲食跟運動減重都沒有效果，只好詢求減重手術治療。

減重手術易營養不良，補充「銅」離子改善

專科護理師知道一個曾接受減重或腸胃道手術的人，容易會有營養吸收不良的情形。有些人因為營養不良的關係，產生皮膚粗糙、骨質疏鬆，或是神經病變的症狀。專科護理師很細心地，在小喬順利做完緊急手術後，就安排骨質密度檢測，並且請來專門做「減重手術前及手術後營養評估」的新陳代謝科醫師來進行營養評估。

雖然小喬尚未停經而且才四十歲，骨質密度檢測卻顯示她的骨質密度平均跟同年紀的女性比起來，低了非常多。專科護理師依照新陳代謝科醫師的評估與指示，安排了很多抽血檢驗。沒想到血液檢驗發現，原來小喬血液中的「鋅」以及維生素

註28　共濟失調（Ataxia）：是一種肌肉動作缺乏自主協調的神經症狀，包含了步態異常、講話發聲方式改變、眼球動作異常。控制協調動作的神經系統若是有機能異常，就可能會有共濟失調的臨床表現。例如小腦有病變的人，就可能會有步態不穩的共濟失調症狀。

B_{12}的濃度都在正常範圍，但是維生素 D 濃度及「銅」離子濃度非常低。住院當中，使用靜脈注射補充「銅」離子快一個星期後，小喬的手腳麻木以及疼痛症狀慢慢有了緩解，而且連肌肉動作不協調，常常走路會跌倒的情形竟然也改善了。小喬在出院半年後，陪小孩在戶外遊玩或是逛街，不再有跌倒的情形了。

不「藥」可解
武龍醫師的營養診療室

走路搖晃、眼球動作異常，可能是共濟失調！

共濟失調是一種肌肉動作缺乏自主協調的神經症狀，包含了步態異常、講話發聲方式改變、眼球動作異常。主要表現是步態不穩，有的人同時有肌肉無力症狀。

共濟失調性神經病變，主要分為感覺性共濟失調、小腦性共濟失調二種。感覺性共濟失調可以用視覺做平衡感失調的代償，在眼睛睜開的時候，仍然可以有維持平衡的能力。而眼睛閉上的時候，因為無法用視覺代償失調的平衡感，就會出現搖晃或步態不穩的現象。所以如果是小腦性共濟失調，則是睜眼跟閉眼，都會有無法維持平衡的症狀。

維生素 B_{12} 或是「銅」離子缺乏會有共濟失調的症狀【註29】。維生素 B_{12} 缺乏除了可能有中樞神經病變之外，也可能會有周邊神經的病變。而其中以共濟失調為表現的症狀，最令人熟知的為亞急性脊髓退化（subacute combined degeneration of spinal cord），會產生在脊髓後柱（progressive column）和錐狀束（pyramidal tract）的損壞。維生素B群中，維生素B_6缺乏或是過量也可能會引起感覺性共濟失調【註30】【註31】。要注意平常不要補充過多的維生素B_6劑量。

雖然人體對於「銅」離子的需求量不高，若長期缺乏「銅」離子也會產生類似維生素B_{12}缺乏造成的共濟失調症狀。人體對「銅」離子的吸收主要是在胃跟近端十二指腸。而接受減重手術或腸胃道手術的人，除了脂溶性維生素的吸收會有影響之外，有的人對於水溶性維生素及微量元素的吸收也會有影響；有的人甚至口服都無法吸收「銅」離子，需要定期用靜脈注射做補充。如果是嬰幼兒或小孩有「銅」離子濃度不足的現象，除了營養進食不均衡外，還需考慮因為基因遺傳造成的「銅」離子吸收不良的症狀。

因為基因變異變成腸道細胞無法吸收「銅」離子的病症為 Menkes 氏症候群（Menkes disease）。另一個會影響人體「銅」離子不足的原因是補充過多的「鋅」【註32】。人體如果補充過多的「鋅」，會影響「銅」的吸收，所以即使「鋅」是人體必須的微量元素，也不能補充過頭。另外，臨床醫學案例中，也有人因為長期吃生酮飲食，平常飲食沒有攝取到足夠的「銅」，導致「銅」缺乏症狀。

註29 D. King et al., "Copper Deficiency Myelopathy After Upper Gastrointestinal Surgery," NutrClinPract. 2018 Aug;33(4):515-519.

註30 H. J. Gdynia et al., "Severe sensorimotor neuropathy after intake of highest dosages of vitamin B6," NeuromusculDisord. 2008 Feb;18(2):156-8.

註31 H. Schaumburg et al., "Sensory neuropathy from pyridoxine abuse. A new megavitamin syndrome," N Engl J Med. 1983 Aug 25;309(8):445-8.

註32 A. A. Gabreyes et al., "Hypocupremia associated cytopenia and myelopathy: a national retrospective review," Eur J Haematol. 2013 Jan;90(1):1-9.

營養自救筆記

曾做減重手術者，可能缺乏銅離子

血液銅離子濃度的正常參考範圍為 70～150 μg/dL。「銅」是身體所需的微量元素，正常飲食的人，很少會缺乏「銅」離子。不過曾接受減重手術或腸胃道手術的人，可能會有營養吸收的問題，而造成「銅」離子缺乏。

缺乏「銅」離子、維生素 B_1、B_2、B_6、B_{12}，以及維生素 E，都有可能有神經病變的症狀。如果懷疑營養缺乏造成神經病變的症狀，應該考慮做完整的營養評估與檢測，不能只檢驗「銅」離子的血液濃度。

由於缺乏台灣的相關資料，目前台灣尚未訂定銅的建議攝取量。

◆ **含銅較高的食物**（每一百克含量大於〇．〇五毫克）：

豌豆苗、榛果、香華洋香瓜、黑豆、楊桃、白芝麻（熟）、枇杷、大蒜、黑豆胚芽、火腿蛋三明治、甜核桃、黃豆芽、原味松子仁、鵪鶉蛋、日本玻璃蝦、豇豆（莢）、甜瓜、狀元瓜、雞蛋、鴨鹹蛋、鵪鶉滷蛋、韮菜花、滑菇、香菇、熟箭竹筍、杏仁果、綠豆芽、紅龍果（紅肉）、黃豆胚芽、黑李、熟桂竹筍、大番茄。

08

共濟失調，鋼琴家的夢想破碎

有時候走在比較不平穩的路面，一不小心就會跌倒，醫師發現小薰的眼球像跳舞一樣會不自主的震動，講話的咬字發音不太準確，走路也東倒西歪的。

後來，檢查發現她有肌腱反射消失的情形……。

小薰有一天路過學校演藝廳的時候，門口傳來了源源不絕的掌聲，她從門口往裡面探頭一看，原來正在舉行鋼琴社的成果發表會。

看到別人在舞台上彈奏鋼琴，就讀音樂科系的小薰，想像著有一天換成是她在舞台上表演鋼琴，彈奏給觀眾聆聽。

手抖、走路東倒西歪，竟是小腦性運動失調？

有一天，小薰跟同學在練習四手聯彈的曲目時發現，她的手似乎會不自覺的抖動。一開始以為是因為要上台表演過度焦慮所造成，但是手抖現象卻越來越明顯，有時候甚至必須刻意抓住手，才不會被旁邊的人發現手抖症狀。因為手抖問題前去神經內科檢查，身體檢查跟抽血檢驗沒有查出任何問題，醫師開立了一顆可以用在焦慮症以及本態性顫抖的藥物給小薰服用，手抖症狀在服用藥物後，有稍微好了一些，但是過了三個月後，在做聲樂練習的時候發現，小薰的發音與咬字有越來越不清晰的傾向。

小薰平時除了彈鋼琴外，還有在練習吹奏的樂器，再加上每天爬樓梯到教室或琴房，平日的心肺功能，小薰自己覺得還不算太差。但是吃藥治療手抖這半年以來，覺得爬樓梯越來越累，常常肌肉無力、雙腳麻木的症狀。有時候走在比較不平穩的路面，一不小心就會跌倒，回到門診追蹤的時候，跟主治醫師說明了此一現象。醫師發現她的眼球像跳舞一樣會不自主的震動，講話的咬字發音不太準確，走路也東倒西歪，步態非常不穩定。接著，醫師幫小薰做檢查發現有肌腱反射消失的情形。

醫師跟小薰及家屬解釋，她的症狀為眼睛震顫（nystagmus）、構音障礙（Dysarthria），以及小腦性運動失調（cerebellar ataxia），但是到底是什麼原因導致，還需要進一步檢查。

小腦萎縮，惡化嚴重得一輩子坐輪椅

主治醫師安排了小薰住院進行相關檢查，腰椎穿刺取得的腦脊髓液沒有發現任何特殊的感染或是抗體；抽血檢驗葉酸、維生素B_1、維生素B_{12}、鋅、銅離子的濃度也都在正常範圍；腦部MRI的影像檢查發現小腦似乎有萎縮的現象。主治醫師綜合所有症狀研判，小薰可能是得了「弗裏德賴希共濟失調」疾病（Friedreich's Ataxia）。

小薰聽了醫師的診斷後，覺得很傷心，因為未來可能連彈鋼琴的能力都沒有，而且症狀如果越來越惡化，可能會一輩子坐輪椅，需要別人照顧。小薰的爸爸媽媽雖然是高知識份子，比一般人的醫學常識還多，但是聽到「弗裏德賴希共濟失調」這個疾病名詞，卻是完全不了解，連共濟失調是什麼意思都不懂，他們看小薰症狀越來越嚴重的情形，除了心疼，也覺得焦慮跟無奈。

小薰平日在學校的人緣很好，同學得知住院後，寫了很多卡片替她加油打氣。出院後，同學們都跑來小薰的身邊，關心她的病情。有一個平日愛慕她的男同學，在得知她得了「弗裏德賴希共濟失調」疾病後，竟然還打電話給擔任醫生的親戚，求教為什麼會有人得這種怪病。

醫生叔叔跟他說：「我對共濟失調的疾病並不是很懂，但是以營養跟代謝醫學的角度來看，若是有神經症狀的人，要排除營養問題造成的神經症狀，需要抽血檢驗葉酸、維生素B_1、維生素B_{12}、維生素E、鋅、銅離子的濃度。有些人先天的體質會有維生素 E 吸收不良的情形。即使正常飲食，也會發生維生素 E 缺乏的症狀，而維生素 E 的抽血檢驗，很多醫院、甚至有些醫學中心都沒有，所以要注意是否有缺乏維生素 E 的可能性。」這位男同學很雞婆的把得到的資訊，提供給小薰以及她的父母，她們聽了之後，急忙地搜尋 google，關於維生素 E 缺乏的相關症狀。

小薰父母在回診的時候與主治醫師討論病情後，主治醫師很坦白地說：「維生素 E 缺乏的確可能會有共濟失調、肌肉運動無法自主協調的症狀，但是醫院目前沒有辦法提供檢驗維生素 E 是否充足或缺乏，可能需要到有提供檢驗的檢驗所抽血，或是特定的醫院才能做到這項檢查。」

小薰父母不死心地找到了可以提供維生素 E 檢驗的檢驗所做抽血檢查。沒有想到，她血液中維生素 E 的濃度竟然非常的低。父母告訴了小薰的醫師抽血檢驗的結果，醫師建議要補充維生素 E，也安排營養師做營養攝取建議與衛教。在增加維生素 E 的攝取之後的六個月，小薰運動失調、雙腳麻木以及疼痛的症狀，真的有了改善，雖然沒有百分之百的恢復，也使得症狀不再惡化。

不「藥」可解
武龍醫師的營養診療室

缺乏維生素E症狀，與弗裏德賴希共濟失調相似

說話清晰度變差、手抖、走路步態不穩、肌肉無力，或是神經控制不穩，都可能是共濟失調的症狀。如果共濟失調的問題來自於小腦的病變，可能還會有眼球震顫症狀。

「弗裏德賴希共濟失調」疾病（Friedreich's Ataxia）是一種自體隱性的遺傳性共濟失調，典型症狀除了感覺性共濟失調外，還包括有肌腱反射消失、小腦性構音障礙或口齒不清（cerebellar dysarthria）。很多人發病在二十歲之前，而且症狀會一直惡化下去。而維生素E缺乏造成的症狀，跟「弗裏德賴希共濟失調」疾病非常相似，所以在國外有案例曾經被誤診當作「弗裏德賴希共濟失調」疾病治療，過了好幾年後才發現是維生素E缺乏的案例【註33】。

維生素 E 缺乏可能的因素除了營養攝取不均衡外，很多案例來自於維生素 E 吸收不良。容易有維生素 E 吸收不良的高風險族群有小腸切除、膽汁鬱積（Cholestasis）、囊狀纖維化（Cystic Fibrosis）、克隆氏症（Crohn's disease）病史的患者。

有些飲食正常的人，會發生維生素 E 缺乏的可能原因來自於有缺陷的維生素 E 結合蛋白 α-TTP（α -tocopherol transfer protein）。維生素 E 從腸道吸收後，與其它物質形成了乳糜微粒（chylomicron），乳糜微粒到肝臟後，透過維生素 E 結合蛋白 α-TTP 的幫忙，會將維生素 E 結合到極低密度脂蛋白（Very low-density lipoprotein, VLDL）上，再從肝臟運送出來到血液中利用。

有一些人的基因有缺陷或突變，會使得維生素 E 結合蛋白 α-TTP 的功能有缺損，使得維生素 E 無法與 VLDL 結合，長期下來會使得血液中的維生素 E 缺乏。這一類基因

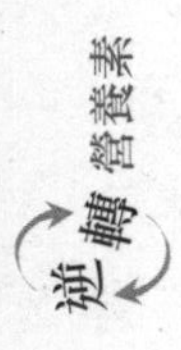

缺陷造成維生素 E 缺乏的共濟失調，有一個特別的名稱叫做 Ataxia with Vitamin E Deficiency，簡稱為 AVED【註34】。這類患者的發病年紀很廣，有的人不到十歲就發病，有的人甚至到四十多歲發病。在神經症狀的表現與「弗裏德賴希共濟失調」疾病（Friedreich's Ataxia）非常相似。有的人還會有視網膜色素病變（Retinitis Pigmentosa）的症狀。

註33　M. Bonello and P. Ray, "A Case of Ataxia with Isolated Vitamin E Deficiency Initially Diagnosed as Friedreich's Ataxia," Case Rep Neurol Med. 2016; 2016: 8342653.

註34　A. Elkamil et al., "Ataxia with Vitamin E Deficiency in Norway," J MovDisord. 2015 Jan; 8(1): 33–36.

營養自救筆記

血糖控制不良，也會產生神經病變

維生素Ｅ正常血液濃度的參考範圍為5～18 mg/L。因為缺乏鋅、銅離子、葉酸、維生素Ａ、維生素B_1、B_2、B_6、B_{12}、維生素Ｅ也會造成有神經病變的症狀。如果懷疑營養缺乏造成神經病變的症狀，應該考慮做完整的檢測，而不是只單驗血液中的維生素Ｅ濃度。

另外若是糖尿病患者，長期血糖控制不良也會產生神經病變，時常量測血糖、控制血糖會比亂買營養品補充，還來得重要。

依據國人膳食營養素參考攝取量修訂第七版（Dietary Reference Intakes），維生素 E(α -T.E) 的營養建議攝取量：

年齡	0～6月	7～12月	1～3歲	4～6歲	7～9歲	10～12歲
毫克（mg）	3	4	5	6	8	10
年齡	13～15歲	16～18歲	19～30歲	31～50歲	51～70歲	71歲～
毫克（mg）	12	13	12	12	12	12
懷孕	第一期	第二期	第三期	哺乳期		
毫克（mg）	+2	+2	+2	+3		

※ 表中標明AI者為足夠攝取量（Adequate Intakes），未標示者為建議攝取量 RDA（recommended daily allowance）。

※ α-T.E.（α-Tocopherol Equivalent）即 α- 生育醇當量。

1mg α-T.E.=1mg α-Tocopherol

◆含維生素 E 較高的食物（每一百克含量大於十毫克 **α-T.E.**）：

荳蔻粉、白芝麻麵包醬、五香粉、黑芝麻麵包醬、芡實、葵花籽油、金針菜乾、葵瓜子、紅花籽油、乾長辣椒（紅皮）、黑芝麻油、茶油、迷迭香粉、原味榛果、玉米油、杏仁果、七味唐辛子、高油酸棕櫚油、米油（粳米）、辣椒粉、油菜籽油、杏仁片（生）、蒜味杏仁果、橄欖油、紅辣椒油、花生油、薑粉、小麥胚芽、大豆油、米油、烤酥油、洋香菜片、香椿醬、雞蛋（高維生素 E）、咖哩粉、松子仁、洋芋片、米胚芽、亞麻仁油、芥花油、調合芝麻油、葡萄籽油、沙拉醬、無蛋沙拉醬、鮪魚卵、冷凍芝麻包、油魚卵（加工）、牛修清前胸肉、大豆油（卵磷脂強化）。

Chapter 5

起身爬起，眼前發黑

貧血、低血壓與心衰竭病變

一般容易出血、瘀青的症狀，容易想到是維生素 K 不足，若還有毛髮上的變化以及姿勢性低血壓，就要考慮維生素 C 不足的情形。假使嚴重的話，就是醫學上所稱的壞血病。

01

平時都有運動，年紀輕輕就心臟衰竭？

小蔡發現腳有水腫現象，想說可能是慢跑或是打電玩坐太久的關係，所以睡前還會抬腳，幫助小腿消水腫。

只是在秋冬季節交替時，覺得越來越喘，連走路都有困難，坐下休息也無法改善……。

小蔡在選擇大學的時候，由於家中對他的要求很嚴格，常常覺得很不自由，所以特意選擇了一所距離家裡很遠的大學。成為大學新鮮人後，參加了許多社團與課後聚會，讓小蔡學會了喝酒的習慣。

喘到難以走路，竟是呼吸衰竭

有時候一個聚會喝的酒，比整天喝的水還多。身體強健的小蔡，從國中起就有慢跑的習慣，最喜歡在夏天慢跑完後，喝下清涼的運動飲料解渴。

升上大三前的暑假，小蔡常常感覺到疲累，慢跑的速度跟距離一直在下滑。小蔡慢慢觀察到他的腳有水腫現象，想說可能是慢跑或是打電玩坐太久的關係，所以睡前還會抬腳，幫助小腿消水腫。在秋冬季節交替時，吃完晚餐後，覺得越來越喘，連走路都有困難，坐下休息也無法改善。在緊急送到急診之後，X 光的檢查發現有肺水腫以及心臟肥大的情形；血液檢查顯示有代謝性酸中毒以及腎衰竭。

雖然小蔡是年輕人，但是因為不能排除心肌梗塞的因素，急診醫師安排了心電圖以及心肌酵素檢查。檢查顯示血液的心肌酵素在正常範圍，但是心電圖有異常的現象。由於呼吸衰竭，插管急救後，就轉送到加護病房治療，加護病房的主治醫師安排了心臟超音波檢查，檢查顯示小蔡的心臟收縮功能很差，且有肺動脈高壓的現象。小蔡的父母心急地趕到加護病房後，主治醫師向他們解釋是因為急性心衰竭產生肺水腫，導致呼吸衰竭。

小蔡父母哭著問醫師：「為什麼這麼年輕就會心臟衰竭？他平常都有在運動，是個愛運動的孩子。」

醫師解釋：「生活習慣不良、過度飲酒、感染、長期高血壓未控制、糖尿病，或是基因異常，都會導致年紀輕輕就有心臟衰竭的現象。」主治醫師看到家屬哭得很厲害，在家屬離開加護病房前，特別跟家屬說會再幫患者做進一步的檢查，排除其他原因造成的心臟衰竭。

使用利尿劑治療後，小蔡的呼吸衰竭以及肺水腫的現象，漸漸有明顯地改善，但仍無法拔管脫離呼吸器。由於血液檢查顯示白蛋白濃度在正常範圍，所以從靜脈補充白蛋白對於肺水腫症狀的改善，效果可能非常有限。由於許多檢驗之中，找不到其它造成心臟衰竭的原因，只有甲促素（TSH）略為升高，因此不能排除甲狀腺功能低下造成的心臟衰竭與肺水腫，主治醫師會診了新陳代謝科醫師，評估甲狀腺功能是否異常。

酒精、含糖飲料，讓維生素B1嚴重缺乏

新陳代謝科醫師幫患者做完身體檢查，並且詢問與小蔡相關的生活習慣後，跟主治醫師說明：「身體的甲促素（TSH）略為上升，可能是來自對於急性症狀的壓力變化，並非真的有甲狀腺機能低下的情形。但是，患者有長期飲酒以及喝含糖飲料的習慣，要注意是否因為維生素B1缺乏而導致的心臟衰竭。

由於抽血檢驗維生素B1到報告出來需要七個工作天以上，患者現在發生急性心臟衰竭，可以考慮先補充維生素B1，持續觀察症狀是否有改善。不過要注意的是，若是患者有酒精性胃炎，將會導致口服維生素B1吸收不良，這類型的患者要考慮從靜脈補充維生素B1。」

加護病房的主治醫師跟家屬討論了補充維生素B1的優點與缺點，以及可能產生

的副作用。在家屬同意之下，從靜脈給予維生素B_1補充。在補充維生素B_1一個星期後，肺水腫跟呼吸喘的症狀改善很多，最後小蔡也順利拔管，脫離了呼吸器。幾個月後的出院回診，心臟超音波的追蹤顯示，心臟的收縮能力進步了。

小蔡在經歷了一場這麼嚴重的大病後，為了減少再發生呼吸衰竭的情形，認真戒掉了喝酒的習慣，而且也不再大量喝含糖飲料當水分補充了，之後，肺水腫跟呼吸衰竭的情形，也沒有再發生在他身上了。

不「藥」可解
武龍醫師的營養診療室

不只喝酒，過度限制飲食也會缺乏B_1！

心臟衰竭的原因有高血壓、糖尿病、心肌梗塞、冠狀動脈疾病、心臟瓣膜疾病、心律不整、病毒或細菌感染、肺部疾病、甲狀腺疾病，以及不良的生活習慣。抽菸或喝酒都會增加心臟衰竭的風險，而長期高血壓未控制的人，併發心臟衰竭的風險比較高。若是小於三十歲的人發生高血壓，就要注意是否有其它潛藏的疾病，造成續發性高血壓。

維生素B_1可以幫助葡萄糖代謝、維持細胞膜，以及穩定神經傳導。若是維生素B_1缺乏，會產生所謂的腳氣病。腳氣病有兩種類型，一種是乾性腳氣病，另一種為濕性腳氣病。維生素B_1缺乏導致的神經病變，可能會產生虛弱無力、手腳麻痺、疼痛、運動失調、記憶喪失或心智混淆等症狀，這類的症狀稱之為「乾性腳氣病」；而維生素B_1缺乏導致的心衰竭、肺高壓，可能會產生肢體水腫、心跳快、心臟肥大、肺部水腫等症狀，這類的症狀稱之為「濕性腳氣病」。乾性腳氣病與濕性腳氣病不一定會同時發生，有的患者只有乾性腳氣病，有的是只有濕性腳氣病。

喝酒會減低維生素B_1吸收，還會阻礙維生素B_1的活性代謝物磷酸化。在先進的國家，除了長期大量飲酒造成維生素B_1缺乏的案例之外，比較少有因為飲食缺乏導致維生素B_1缺乏的案例。

不過，有許多過敏性皮膚炎、氣喘、糖尿病的患者，因為過度限制飲食的內容與型態，造成維生素B_1缺乏的案例。另外要注意的是，對於碳水化合物的代謝，人體需要消耗維生素B_1，若在缺水時，如果常常補充含糖飲料，會加速維生素B_1的損耗。日本曾發生小孩在離乳期後，不愛吃米飯、豆腐，常喝乳性飲料導致維生素B_1缺乏的案例【註1】。所以即使不喝酒，若是飲食習慣有偏差，再加上常喝含糖飲料，也可能導致維生素B_1缺乏。

工作或運動需要消耗大量熱量的人，除了要增加熱量的攝取外，也要注意增加維生素B_1的攝取。維生素B_1主要是在腸道吸收，如果接受過腸胃道手術或減重手術的人，容易有脂溶性維生素、水溶性維生素、葉酸，以及鐵質缺乏的情形。如果術後的營養攝取不均衡，或總熱量過低，也有可能導致維生素B_1缺乏的情形【註2】。

註1 A. Okumura et al., "Vitamin B1 Deficiency Related to Excessive Soft Drink Consumption in Japan," J Pediatr Gastroenterol Nutr. 2018 May;66(5):838-842.

註2 C. Stroh et al., "Beriberi, a severe complication after metabolic surgery - review of the literature," Obes Facts. 2014;7(4):246-52.

營養自救筆記

心臟衰竭的原因：維生素B_1缺乏、白蛋白濃度低

維生素B_1（Thiamine），又稱硫胺。正常血液濃度的參考範圍為28～85 μg/L。維生素B_1的檢驗報告出來，通常需要好幾個工作天，而且一般認為從靜脈補充維生素B_1是安全的。除非是有明顯過敏性反應的病史，對於有急性心衰竭、呼吸衰竭症狀的患者，若有懷疑維生素B_1缺乏的可能性，或許要考慮先行給予補充，而不是等到檢驗報告出來【註3】。

另外，心臟衰竭患者的營養評估，不能只評估維生素B_1。一般而言，心臟衰竭患者的營養評估都會檢查是否有白蛋白不足的問題。因為若是白蛋白的濃度太低，將造成血管內的滲透壓降低，使得血管內的水分留不住，會往周邊組織跑。由於水分流動方向的不平衡，就會加重心衰竭肺水腫的症狀。

註3　T. Imamura and K. Kinugawa, "Shoshin Beriberi With Low Cardiac Output and Hemodynamic Deterioration Treated Dramatically by Thiamine Administration," Int Heart J. 2015;56(5):568-70.

依據國人膳食營養素參考攝取量修訂第七版（Dietary Reference Intakes），維生素B1的營養建議攝取量：

年齡	0～6月	7～12月	1～3歲	4～6歲	7～9歲	10～12歲
毫克（mg）	AI＝0.3	AI＝0.3	0.6	男：0.9 女：0.8	男：1.0 女：0.9	男：1.1 女：1.1
年齡	13～15歲	16～18歲	19～30歲	31～50歲	51～70歲	71歲～
毫克（mg）	男：1.3 女：1.1	男：1.4 女：1.1	男：1.2 女：0.9	男：1.2 女：0.9	男：1.2 女：0.9	男：1.2 女：0.9
懷孕	第一期	第二期	第三期	哺乳期		
毫克（mg）	+0	+0.2	+0.2	+0.3		

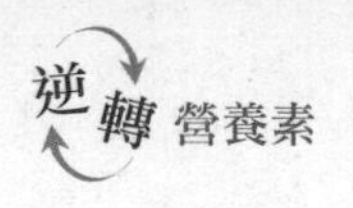

※表中標明AI者為足夠攝取量（Adequate Intakes），未標示者為建議攝取量RDA（recommended daily allowance）。

◆含維生素B_1較高的食物（每一百克含量大於〇・五毫克）：

米胚芽、切片火腿（豬肉）、小麥胚芽、高湯塊（排骨）、絲瓜花、高湯塊（雞肉）、豬小里肌、花生仁、西洋芹菜片、茶鵝、魟魚、豬下肩瘦肉、乾香菇、葵瓜子、壽司海苔片、黑芝麻（生）、白芝麻（生）、豬下肩肉、豬大里肌、黃豆粉、鴨鹹蛋黃、豬頸肉、豬後腿外腱肉、豬上肩肉、青嘴龍占魚、豆漿粉、鴨蛋黃、條狀肉乾（豬肉）、米豆、豬後腿肉、綠豆仁、叉燒肉、豬肩胛肉、乾鈕釦菇、腰果、豬絞肉、豬腹脇排、豬肝連、乾香菇、綠豆、洋香菜片、花生、松子仁、豬去皮腹脇肉、小茴香粉、開心果、豬肩胛排、蕎麥、白鳳豆、牛肉香腸、雞肉香腸（小）、黑豆、燕麥。

02

別再當工作狂！
昏倒、胸悶全都是因爲……

加薪過後的第二個月，小惟常常有腳部抽筋的症狀，因為抽筋的時間很短，以為忍耐一下就可以渡過了。

沒有想到的是，抽筋症狀不僅沒有好，甚至越來越常發生……。

剛過三十歲生日的小惟，因為帶領的業務團隊，業績比去年度比有大幅度的進步，老闆在她生日派對上送上「加薪」的生日大禮。因為做的是業務，每個星期都要做業績報表，凡事都要追求好表現的小惟，常常做事都很快，而且非常急，只要上級或客戶有交代下來的任務，都想要馬上動工去完成它。

力求表現，加班加到身體出毛病

因為好強、還有非常著急的個性，小惟雖然工作能力很強，但還是難免需要加班或是熬夜工作。現在，因為獲得加薪跟老闆的賞識後，小惟工作更加認真與極積，雖然收入變多，但是越來越沒有自己的休閒時間，可以到戶外運動或是曬太陽。

加薪過後的第二個月，小惟開始有腳部抽筋的症狀，因為抽筋時間很短，小惟以為忍耐一下就可以渡過了，沒有想到的是，腳抽筋的症狀不僅沒有好，甚至越來越常發生。小惟開始懷疑是不是自己的身體有毛病，心裡雖然想要找個時間去看醫生，但是業務工作實在是太忙，沒想到一拖又是一個月。

除了腳抽筋的症狀，小惟曾經發生過幾次眼前突然一片漆黑，短暫昏倒的症狀，不過還好都沒有造成太大的傷害。因為那幾個月天氣很熱，小惟覺得可能是因為中暑，水分補充不足造成的，在冬至來的那個晚上，她忙完工作後，買了宵夜當做晚餐，沒想到才回到家，宵夜還沒開始吃，胸口開始覺得很悶，而且有盜汗現象。因為症狀越來越嚴重，馬上請家人帶她去急診就醫。

曾有甲狀腺亢進，鈣質及維生素D營養缺乏

在急診就醫的時候，心電圖顯示有心律不整的現象，X光顯示有肺部的積水情形。抽血檢驗則發現有低血鈣的問題。急診醫師看到小惟的頸部似乎有開過刀的痕跡，便詢問了她的病史，發現原來小惟六年前曾經有甲狀腺亢進的病史，而且因為

有甲狀腺結節，所以曾經開過刀治療。然而，因為工作忙碌就沒有回診繼續追蹤甲狀腺機能與結節是否有復發的傾向。

因為有心臟衰竭以及心律不整的情形，被安排住進心臟內科病房治療。再加上小惟有甲狀腺結節及甲狀腺亢進的病史，心臟內科醫師會診了內分泌科醫師做評估。評估後發現，甲促素（TSH）正常、副甲狀腺素偏低、維生素D濃度偏低。低血鈣的原因，除了是維生素D的營養缺乏之外，還有甲狀腺手術後產生的副甲狀腺功能低下。

小惟的低血鈣問題，經過鈣片以及維生素D的補充後，血液中的鈣離子濃度慢慢地校正到正常範圍，而小惟也順利地出院。在半年後的門診追蹤，發現心臟衰竭的問題有明顯地改善，心臟的收縮功能已經恢復。而心律不整的問題，也逐漸恢復到正常的心律，而且常常腳抽筋的現象也改善了。小惟在門診聽到心臟的收縮功能恢復的好消息，開心地走出診間，感覺自己就像是正常人一樣，可以回到平日的工作崗位上，不用再擔心身體會有突發狀況。

不「藥」可解
武龍醫師的營養診療室

副甲狀腺功能造成的低血鈣症狀

低血鈣的症狀，可能會有皮膚搔癢、嘴巴附近以及手腳的末端感覺麻木、肌肉反射異常、肌肉抽筋痙攣。嚴重的話，可能會有強直性痙攣、癲癇或是心律不整。嚴重的心律不整，有的人甚至需要電擊做急救。其他心臟的症狀還有心肌病變跟心臟衰竭【註4】【註5】。有低血鈣的人，理學檢查可能會有特魯索氏徵象（Trousseau's sign）與沃斯德克氏徵象（Chvostek's sign）。特魯索氏徵象的現象就是如果將量測血壓的壓脈帶綁於患者的上臂時，在充氣加壓後，使壓力大於收縮壓，讓血流阻斷約一至五分鐘，會出現手腕部痙攣的表現，這個徵象會出現在低血鈣或低血鎂的人身上。

人體的副甲狀腺主要位於甲狀腺的後面，副甲狀腺主要的功能是控制跟調節人體血液鈣離子，以及磷離子濃度的平衡。副甲狀腺分泌的主要荷爾蒙為副甲狀腺素。副甲狀腺素能增加磷從尿液中排出、減少鈣離子從腎臟排出、刺激鈣離子從骨頭或其它組織釋放出來到血液中，並且刺激腎臟合成維生素D，因此也可以增加小腸對鈣離子的吸收。當血液的鈣離子濃度下降的時候，副甲狀腺素的分泌會增加，使得血液鈣離子的濃度再回升上來。當副甲狀腺功能異常，有副甲狀腺亢進時，人體會有高血鈣的現象，而如果是副甲狀腺機能低下，則會有低血鈣的症狀。

手術切除、免疫疾病，影響副甲狀腺功能

手術切除副甲狀腺、副甲狀腺先天發育有缺陷、免疫性疾病破壞副甲狀腺，都會造成副甲狀腺機能低下。另外一個造成副甲狀腺機能低下的原因是低血鎂，副甲狀腺分泌副甲狀腺素需要鎂離子，所以低血鎂的時候，可能會產生副甲狀

腺機能不足的現象。

若是在未曾接受過甲狀腺、副甲狀腺手術的嬰兒或小孩，如果產生低血鈣跟副甲狀腺機能不足的情況時，要注意是否有狄喬治症候群（DiGeorge syndrome）。狄喬治症候群是一種遺傳疾病，主要是第二十二對染色體異常引起，可能會有心臟、胸腺、副甲狀腺、臉部發育的異常。

有接受過甲狀腺手術的人，因為副甲狀腺可能會受損，副甲狀腺功能不足的時候，血中的鈣離子就會偏低。有的人會在手術後的短期內就發生有低血鈣的現象，一段時間後，副甲狀腺功能恢復，低血鈣也跟著改善【註6】。但是也有人的低血鈣症狀，是在一段時間後才發生，一般而言可以補充鈣片及維他命D來加以改善。另外，如果是長期維他命D營養不足或是有內分泌、胰臟炎、腎臟病等問題，也可能會有低血鈣的症狀。

孕婦攝取鈣質，胎兒骨骼完好發育

孕婦飲食吸收的鈣質，不只要給自己用，還要給肚子裡的胎兒做骨骼發育使用。懷孕的時候，如果有低血鈣的狀態，再加上鈣質的營養攝取不足，可能就會產生低血鈣的臨床症狀（例如：抽筋、手腳麻木）【註7】。不過通常只要加強補充富含鈣質的飲食就可以改善。要注意的是，有糖尿病的孕婦即使血液中的鈣離子濃度正常，生下來的新生兒也有較高的比例有低血鈣的症狀。這個跟副甲狀腺的狀態及變化有關，不完全是因為媽媽鈣的營養攝取不足所造成【註8】【註9】。

乳癌、前列腺癌患者，注意低血鈣症狀

癌症患者發生低血鈣，最常見的原因是腫瘤溶解症候群（tumor lysis syndrome）以及使用雙磷酸鹽類藥物。雙磷酸鹽類藥物主要是用於癌症患者的腫瘤（例如：乳癌、前列腺癌、多發性骨髓瘤等癌症），有骨轉移時產生的骨質溶解及高血

鈣症時【註10】。使用雙磷酸鹽類藥物的癌症患者，如果副甲狀腺有代償的功能，可能不會產生低血鈣的症狀，但是如果副甲狀腺的代償功能無法發揮的時候，有的患者會產生低血鈣的症狀，所以使用雙磷酸鹽類藥物的癌症患者要注意是否發生低血鈣的症狀。

註4　S. Nijjer et al., "Hypocalcaemia, long QT interval and atrial arrhythmias," BMJ Case Rep. 2010; 2010: bcr0820092216.

註5　K. Hurley and D. Baggs, "Hypocalcemic cardiac failure in the emergency department," J Emerg Med. 2005 Feb;28(2):155-9.

註6　C. G. Nair et al., "Hypocalcaemia following total thyroidectomy: An analysis of 806 patients," Indian J Endocrinol Metab. 2013 Mar-Apr; 17(2): 298–303.

註7　A.Almaghamsi et al., "Hypocalcemia in Pregnancy: A Clinical Review Update," Oman Medical Journal [2018], Vol. 33, No. 6: 453-462.

註 8 D. P. Cruikshank et al., "Calcium metabolism in diabetic mother, fetus, and newborn infant," Am J Obstet Gynecol. 1983 Apr 15;145(8):1010-6.

註 9 R. C. Tsang et al., "Parathyroid function in infants of diabetic mothers," J Pediatr. 1975 Mar;86(3):399-404.

註 10 A. Farolfi al., "Paraneoplastic hypocalcemia-induced heart failure in advanced breast cancer: A case report and literature review," Oncol Lett. 2015 Aug;10(2):773-777.

營養自救筆記

血漿鈣無法真正反映鈣離子濃度

血漿鈣（Calcium）的濃度約在 8.9 ～ 10.3 mg/dL。檢驗數值會受到身上白蛋白濃度的影響，當人體中的白蛋白下降時，總鈣濃度也會下降，但是離子鈣的濃度不變。所以如果懷疑血漿鈣的濃度無法真實反映患者身上的鈣離子濃度，會考慮做離子鈣（ionized calcium）的檢驗，要判別低血鈣是否為內分泌、低血鎂或是腎臟問題造成的，會考慮檢驗副甲狀腺素荷爾蒙（iPTH）、維他命 D、肌酸酐（Creatinine）以及鎂離子的濃度。

若是懷疑是否有基因缺陷疾病，造成低血鈣及副甲狀腺發育不良，要考慮做基因檢測。除了低血鈣跟心臟衰竭有相關性之外，嚴重缺乏維生素 B_1 也會造成心臟衰竭。維生素 B_1 造成心臟衰竭的案例並不常見。一般急診的緊急檢查，主要還是以檢測鈣離子為主，是否需要檢測維生素 B_1，可能還需要跟醫療團隊討論評估。

可參閱 Chapter 3「05 吃對了，改善孕期手麻腳麻的困擾」（第一六七頁）關於鈣每日的建議攝取量，以及含鈣的食物列表。

03

事業上升期，姿勢性低血壓成障礙

主治醫師檢查小婷在坐姿、臥姿以及站姿的血壓變化，顯示出在坐姿跟站姿的血壓沒有明顯升高，反而還降得更低，也就是說小婷的症狀是因為姿勢性低血壓造成……。

學生時代有校花之稱的小婷，如願進入演藝圈後，一直沒有好的作品，人氣也沒有因為皎好身材與亮麗外貌而扶搖直上。

直到了有一次參與電視連續劇演出後，因為演技令人印象深刻，除了人氣開始往上爬，演戲的邀約也一直來。每次到電視台拍連續劇，因為一次要錄好幾集，還要熟背台詞，雖然開始有了知名度，小婷的心理壓力卻是越來越大。

站起來頭腦發昏，檢查卻無異常

有一次錄影到一半，突然胃痛了起來，痛到無法忍受後只好去掛急診，才發現有壓力性腸胃潰瘍。好不容易人氣才稍微高了起來，面對眼前滿滿的戲約，小婷不敢辭退任何的邀請，只好天天吃腸胃潰瘍藥，以減緩疼痛與不適。

一天，連續劇要拍情侶在戶外吵架的場景，沒想到小婷正在跟男主角拍對手戲的時候，突然一陣暈眩後，失去意識暈倒，雖然過沒多久就醒了，不過頭部還是很暈，劇組人員不敢大意，立刻將小婷帶往醫院就醫。

在醫院的檢查發現，小婷的血壓【註11】為125/80 mmHg，心跳每分鐘九十下，血液檢查發現有輕微的貧血。由於無法排除心血管問題，安排了心臟超音波及頸動脈超音波檢查，檢查結果顯示沒有異常。

經過點滴輸液治療後，頭暈的症狀有些微改善，小婷在醫師查房的時候跟主治

註11　血壓：指心臟收縮或是舒張時，血流往血管壁流動造成的壓力。一般量測血壓時得到的數值會有兩個，例如：120/80 mmHg。比較高的數值為收縮壓，比較低的為舒張壓，而兩個壓力的差距差為脈搏壓。收縮壓指的是當心臟收縮期間，將血液從心臟推向全身的組織時，所形成的血管壓力，而舒張壓指的是心臟在收縮完後，開始放鬆舒張的時候，所形成的血管壓力。

醫師反映，她從床上爬起來，要起身走路的時候，頭會更暈。主治醫師立刻檢查了小婷在坐姿、臥姿，以及站姿的血壓變化，血壓的變化顯示，她在坐姿跟站姿的血壓沒有明顯升高，反而還降得更低，也就是說小婷的症狀是因為姿勢性低血壓所造成。主治醫師建議小婷要攝取充足的水分跟蛋白質。

腿部瘀青牙齦出血，元凶是維生素C

出院後，小婷的症狀改善了一些，但是常常拍戲到一半會腦袋發暈很是困擾，小婷詢問了主治醫師後，是否有其它可能的原因造成姿勢性低血壓【註12】後，醫師將她轉來內分泌科門診評估。

內分泌科醫師評估發現甲促素（TSH）的血中濃度正常，並沒有甲狀腺的疾病。不過醫師在身體檢查發現，小婷的腳上會有一些瘀青，牙齦有容易出血的現象，更特別的是腿上的毛髮有明顯的捲曲，而且毛囊有一些些發紅的跡象。

醫師建議小婷進一步做營養評估跟篩檢，沒想到檢查發生小婷血中的維生素C濃度非常低，建議她多補充維生素C。經過了營養素的補充後，血液中的維生素C濃度恢復到正常範圍，而小婷的頭暈症狀也改善了，門診的評估也發現，姿勢性低血壓也改善了，不再因為姿勢變換而有大幅的血壓下降。因為改善了姿勢性低血壓的困擾，小婷終於又可以順利地演戲跟工作了。

註12　姿勢性低血壓：姿勢性低血壓的定義為在躺姿或坐姿的狀態，轉換到站姿時或執行「頭抬高傾斜床測試」超過六十度時的三分鐘內，收縮壓至少下降二十毫米汞柱，或是舒張壓至少下降十毫米汞柱。姿勢性低血壓是一種徵象（sign），不一定會有症狀（symptom）。在有仰臥位高血壓（supine hypertension）的患者，因為血壓的基礎數值就比較高，所以姿勢性低血壓的診斷條件調整為收縮壓至少下降三十毫米汞柱，或許是個更適合的診斷條件。（R. Freeman et al., "Consensus statement on the definition of orthostatic hypotension, neurally mediated syncope and the postural tachycardia syndrome," Clin Auton Res. 2011 Apr;21(2):69-72.）

不「藥」可解
武龍醫師的營養診療室

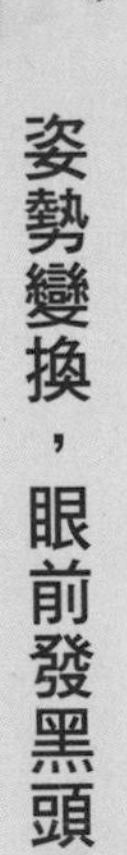

一般而言，姿勢性低血壓可能是脫水、出血、貧血、服用高血壓或利尿劑等藥物、心血管疾病、內分泌疾病或自律神經病變造成的。老化、糖尿病長期血糖控制不良、長期飲酒、營養缺乏以及脊椎神經受損，都是神經病變可能的成因。研究指出，超過百分之二十的糖尿病患者有自律神經病變【註13】。

一般我們講的「低血壓」通常是指血壓中的收縮壓偏低，而「姿勢性低血壓」不等於「低血壓」。

「姿勢性低血壓」指的是姿勢變換的時候，血壓下降太多的現象，所以即使收縮壓很高，但是姿勢變換的時候，血壓下降太多，也算是「姿勢性低血壓」。有些糖尿病患者常常陳述有頭暈的症狀，姿勢變換的時候，頭暈特別明顯。可是坐著量血壓的時候，量起來在正常範圍，甚至有高血壓，以為頭暈的症狀跟血壓無關，其實很有可能是姿勢性低血壓所造成的頭暈。

維生素C不足，嚴重者成壞血病

一般對於出血、瘀青的症狀，容易聯想到是維生素K不足，但是個案還有毛髮上的變化，以及姿勢性低血壓，就要考慮是否有維生素C不足的情形。嚴重維生素C不足的症狀，醫學上稱作壞血病（Scurvy）。壞血病的症狀有牙齦出血、皮下出血瘀青、皮膚角化粗糙（Hyperkeratosis）、毛髮捲曲、還有傷口難癒合等症狀。人體的腎上腺素（Epinephrine）可以促進血管收縮、維持循環所需要的血壓。

人體要分泌合成腎上腺素，需要維生素C作為輔因子的幫忙。維生素C還可以幫助腎上腺素刺激血管收縮。因此嚴重維生素C不足有可能會造成姿勢性低血壓的症狀【註14】。

一般的人很少有維生素 C 不足的情形，不過由於維生素 C 是在腸胃道吸收，所以熱量攝取過低或是長期胃潰瘍的人，還是可能會有維生素 C 不足的情形【註 15】。

註 13　V. Spallone, "Update on the Impact, Diagnosis and Management of Cardiovascular Autonomic Neuropathy in Diabetes: What Is Defined, What Is New, and What Is Unmet," Diabetes Metab J. 2019 Feb;43(1):3-30.

註 14　J. S. Zipursky et al., "A rare presentation of an ancient disease: scurvy presenting as orthostatic hypotension," BMJ Case Rep. 2014 May 23;2014.

註 15　A. Aditi and D. Y. Graham, "Vitamin C, gastritis, and gastric disease: a historical review and update," Dig Dis Sci. 2012 Oct;57(10):2504-15.

營養自救筆記

菸癮者，維生素 C 缺乏風險高

維生素 C（Vitamin C/ascorbic acid）血液濃度的參考區間為 6.3～14 mg/L。人體無法自行製造維生素 C，必須從食物中攝取。如果接受過腸胃道手術以或減重手術的人，容易有脂溶性維生素、維生素 B_{12}、葉酸以及鐵質缺乏。一般是不太會發生維生素 C 缺乏的情形。

但是如果術後的營養攝取不均衡，或總熱量過低，也有可能有維生素 C 缺乏的情形【註16】。另外，有使用促腎上腺皮質激素（ACTH）治療的患者也要注意，醫學文獻指出，使用促腎上腺皮質激素，體內的維生素 C 會降低，甚至引發壞血病【註17】。而抽菸的人，血中的維生素 C 比較低，缺乏的風險較高【註18】。所以，抽菸的人平日的維生素 C 攝取量，可能要比平常人還要多。

可參閱 Chapter 1「05 感染惡化需住院，無法賺錢養家怎麼辦？」（第六〇頁）關於維生素 C 每日的建議攝取量，以及含維生素 C 的食物列表。

營養自救筆記

菸癮者，維生素 C 缺乏風險高

註 16　E. P. Hansen et al., "Severe scurvy after gastric bypass surgery and a poor postoperative diet," J Clin Med Res 2012;4:135-7.

註 17　L. Howard et al., "Manifestations of ascorbic acid deficiency after prolonged corticotropin administration," AMA Arch Intern Med. 1951;88(6):760-761.

註 18　G. Schectman et al., "The influence of smoking on vitamin C status in adults," Am J Public Health. 1989 Feb;79(2):158-62.

04

不是不愛乾淨，而是因爲營養素不足！

明明很少出門曬太陽，每次洗完澡照鏡子的時候，小茜覺得自己手腳的皮膚有越變越黑的現象，而且皮膚變黑的手，有一次被婆婆看到，還誤以為小茜不愛乾淨……。

有著班花之稱的小茜，在大學畢業後就嫁給了高富帥的學長。雖然嫁進了豪門，不過平時要應付婆媳關係的壓力可不小。

結婚後，小茜陸續生下了兩個小女孩，但是在傳統觀念的壓力之下，婆婆不時會暗示她要生個兒子。

整天感覺莫名疲累，原來是缺鐵質了！

很幸運地，小茜第三次懷孕真的生了個可愛的小男孩，開心的婆婆自掏腰包讓小茜住進高級的坐月子中心，服務跟餐點都很精緻，不過小茜想要維持曼妙的身材，所以都不敢多吃。生完第三個小孩後，雖然不用去外面上班，但是還是常常覺得莫名疲累，有時候甚至心情突然變得有點憂鬱。更奇怪的是，明明很少出門曬太陽，每次洗完澡照鏡子的時候，小茜覺得自己手腳的皮膚有越變越黑的現象，而且皮膚變黑的手，有一次被婆婆看到，還誤以為小茜不愛乾淨。

小茜趁著先生上班、小孩上托兒所的空檔，來到了醫院的門診做評估。檢查後發現，她的血色素偏低，有貧血的現象。

但是，小茜之前沒有貧血的病史，所以醫師說造成貧血的原因可能是缺鐵性貧血，而非地中海型貧血。小茜的個性比較實事求是，不希望聽到的診斷為「可能」是什麼問題，所以又跟醫師請求做進一步檢驗確診。檢驗發現，血中的鐵蛋白偏低，的確是有鐵質缺乏的問題。小茜在每天服用醫師開立的鐵劑之後，疲累的症狀，已稍微有改善。可是小茜只要不服用鐵劑，血色素的數值又會再掉下來，讓貧血問題又回到原點。

由於皮膚變黑的問題，一直沒有改善，小茜問醫師說：「我的皮膚變黑，會常覺得像洗不乾淨一樣，該不會是得了糖尿病？」

醫師回答：「不能排除糖尿病的可能性，不過抽血檢查就可以知道是不是有糖尿病的問題。」小茜隔天依照醫師的安排，空腹八小時後，來醫院抽血檢查。不過很可惜的是，抽血檢驗顯示空腹空糖，以及糖化血色素 HbA1c 數值，都在正常範圍內。

手指指節變黑，需補充含葉酸食物

因為這個貧血及疲累的問題，在結婚、懷孕之前沒有發生過，所以小茜開始懷疑會不會是因為懷孕造成的身體變化。上網找了很多資料，還看了很多媽媽的經驗分享後，懷疑自己會不會也是產後的內分泌系統產生變化，造成貧血跟疲累問題。

小茜主動來到了內分泌暨新陳代謝科門診，希望醫師幫她評估是否有內分泌問題。抽血檢驗發現，並沒有甲狀腺機能低下的問題，但是貧血的現象還是存在，小茜主動跟醫師表示，之前曾經服用過鐵劑的病史，也反映即使服用鐵劑，貧血的問題有時候還是會存在。

新陳代謝科醫師發現到小茜的皮膚有異常變黑的情形，手指的指節墊也變得比較黑，於是跟小茜建議，進一步追蹤分析其它造血的營養素是否充足。結果檢查發現血液中的葉酸濃度有明顯不足的現象。醫師建議小茜飲食要多攝取富含葉酸的食物，並安排營養師做營養衛教指導。

在飲食介入後，小茜的抽血追蹤顯示，血紅素的濃度不再像以前一樣起起伏伏，有時候充足，有時候不足。每次的抽血追蹤已不再有貧血問題，然後疲倦的症狀也終於獲得改善。

不「藥」可解
武龍醫師的營養診療室

不只貧血，精神疾病也與葉酸有關

生產完後，有些婦女會有產後憂鬱症或是甲狀腺功能低下的症狀，生產或是哺餵母乳都會消耗媽媽身上的營養素。如果產後的營養照護沒有獲得足夠的熱量，以及均衡的營養，有些媽媽就會產生營養素不足導致的症狀。

貧血最常見的原因是缺鐵性貧血。缺鐵性貧血的主要特徵是紅血球會比較小，也就是小球性貧血（microcytic anemia），而缺乏葉酸的貧血的主要特徵是紅血球會比較大，也就是大球性貧血（macrocytic anemia）。但是如果身體缺乏多種營養素的時候，即使缺乏葉酸，也可能產生正常血球大小的貧血，而不是大球性貧血，所以如果貧血的改善不理想，不能只因為紅血球是正常大小或是偏小，就排除了葉酸缺乏的問題。

研究指出，約有四分之一被診斷有葉酸缺乏引起神經跟精神疾病的人，在一開始的時候，甚至連貧血或大球性貧血的症狀都沒有【註19】。另外，維生素C會幫助鐵質吸收，如果補充鐵劑或是吃鐵質高的飲食，但是維生素C的攝取不足，也會讓貧血的改善效果減低。

葉酸主要在近端小腸吸收。葉酸是DNA合成所必需要營養，所以如果葉酸缺乏，會先反映在快速生長的細胞（例如：骨髓及腸胃細胞）。嚴重缺乏葉酸會有全血球減少症（pancytopenia）以及大球性貧血。而外觀上，缺乏葉酸的人，皮膚可能會像維生素B_{12}缺乏一樣，會有皮膚色素沉著的變化。手掌、手背、手指的指節墊、生殖器周圍，以及腳部皮膚的顏色都可能會有加深，甚至變黑的現象【註20】。葉酸缺乏目前也發現跟神經病變、認知功能，以及憂鬱症有相關性【註21】。

葉酸缺乏的原因跟風險因素，有下面幾種可能：

飲食攝取或吸收不足：

比較少吃綠色蔬菜的人，葉酸的營養狀態可能會比較差。另外，羊奶的葉酸含量比較低，嬰兒如果主要都以羊奶為營養來源，可能造成葉酸缺乏，進而產生貧血。酒精的主要成分為乙醇，若是每天喝酒超過八十公克的乙醇，也會增加葉酸缺乏的風險。

葉酸需求量上升：

懷孕與哺乳的時候，因為葉酸的需求量上升，如果葉酸的攝取量沒有增加，媽媽血液中的葉酸濃度會下降【註22】。如果有周邊紅血球被破壞的疾病，例如：鐮刀型貧血（sickle cell anemia）、溶血性貧血（haemolytic anaemia），葉酸的需求量也會提升。

藥物影響：

使用抗癲癇藥物，例如：Phenytoin、巴比妥酸鹽（barbiturates），或做為癌症乾癬治療的葉酸拮抗劑（Methotrexate）或治療弓形蟲病的藥物（Pyrimethamine），皆可能會有葉酸缺乏的副作用【註23】。

註19 E. H. Reynolds, "The neurology of folic acid deficiency," Handb Clin Neurol. 2014;120:927-43.

註20 H. Barthelemy et al., "Skin and mucosal manifestations in vitamin deficiency," J Am Acad Dermatol. 1986 Dec;15(6):1263-74.

註21 A. D. Mackey and M. F. Picciano, "Maternal folate status during extended lactation and the effect of supplemental folic acid," Am J Clin Nutr. 1999 Feb;69(2):285-92.

註22 V. Devalia et al., "Guidelines for the diagnosis and treatment of cobalamin and folate disorders," Br J Haematol. 2014 Aug;166(4):496-513.

註23 同註19。

營養自救筆記

如何檢測是否缺乏葉酸

貧血的初步評估，可以檢測血色素及血球大小，是否缺鐵可進一步檢驗鐵蛋白。一般營養不足造成的貧血，除了缺鐵之外，缺乏維生素B_{12}、葉酸、銅都會造成貧血。葉酸是否不足，可以抽血檢驗葉酸濃度。血漿（serum）的葉酸濃度正常範圍為大於 4.0 ng/mL，如果小於 4.0 ng/mL 為葉酸缺乏（folate deficiency），數值的正常範圍可能依不同試劑有所不同。

血漿中的葉酸濃度會在攝取富含維生素的食物後短暫升高，如果在飯後抽血檢驗，有可能會使得葉酸缺乏的人，檢驗值卻在正常範圍內。紅血球內的葉酸濃度受到飲食的影響跟干擾較少，如果要更精準地判斷是否有葉酸缺乏情形，可以檢驗紅血球內的葉酸濃度。不過此一方法，除非是做臨床研究，不然很少有醫院提供如此的檢驗。

可參閱 Chapter 4「05 眼前一片霧濛濛，業務男應酬到出狀況」（第二二〇頁）關於葉酸每日的建議攝取量，以及含葉酸的食物列表。

05

全血球減少症，竟然找不出病因？

阿振覺得體力越來越差，精神跟記憶力也越來越不好。虛弱的他，住院時的血液檢查發現，白血球、血色素還有血小板的數值都很低，顯示有全血球減少症的現象……。

在吃完大年初一的團圓飯後，阿振突然感覺到頭暈不適，全身無力發軟。

家人送到急診室後，醫師告訴阿振的家人，他的血糖高到 500 mg/dL 以上，並且合併有酮酸中毒的現象。經過胰島素幫浦的治療後，血糖慢慢地回到正常值。

體重下降、血糖上升，可能是胰臟癌

在病房治療的時候，來探病的家人或親戚知道阿振是因為血糖太高，而住院治療的時候，每個都苦口婆心的叫他不要吃太多、要聽從醫師的話、要跟醫師配合。雖然知道每個人這麼說都是因為關心，但是心中還是覺得很委屈，因為他吃飯的量並不多，最近還瘦了十公斤。更奇怪的是，之前糖尿病看診的醫師都說糖尿病控制得很好，為什麼突然血糖飆高？然後莫名其妙被家屬責怪沒有好好控制血糖？

隔天早上，新陳代謝科主治醫師查房時，詢問了病史、症狀，以及做完身體檢查後，跟阿振說：「身體體重大幅下降，血糖又大幅上升，小心藏潛胰臟癌的問題！」阿振聽了醫師的話後，還不是很理解為什麼胰臟癌會讓血糖上升？

再隔天，阿振空腹接受了腹部超音波檢查，檢查顯示胰臟的頭部位置附近有腫瘤。主治醫師進一步安排檢查後發現，阿振真的得到了胰臟癌，在血糖控制穩定後，阿振出院後，被轉介到外科門診做手術治療的評估。阿振跟家人雖然很難接受這個事實，但是還是同意手術治療跟化學治療。手術醫師把總膽管、膽囊以及部分的胃、十二指腸、胰臟切除，手術進行得很順利，阿振也很快出院回家休養，準備接受化學治療。

化療體力變差，紅白血球越來越少

在接受化療後，阿振覺得體力越來越差，精神跟記憶力也越來越不好。因為整個人很虛弱，家人跟醫師說希望能多住院檢查、治療跟休養。外科醫師一口就答應了家人的請求。

住院時的血液檢查發現，白血球、血色素還有血小板的數值都很低，顯示有全血球減少症（pancytopenia）的現象。雖然沒有發燒的情形，但是三天後的抽血追蹤顯示，白血球數變得更低，而且人越來越虛弱。外科醫師請血液腫瘤科醫師來會診阿振的病情，請他們評估全血球減少症的原因，醫師評估後，跟阿振說明：「目前沒有明顯的淋巴結腫大或是肝脾腫大的症狀，但是要先停止化療的療程，因為白血球太低，人會沒有抵抗力，容易遇到感染死亡。另外，因為有貧血以及平均紅血球體積（mean corpuscular volume, MCV）上升的趨勢，缺乏葉酸以及維生素B_{12}造成的巨大細胞型貧血（Megaloblastic Anemia）必須排除。」血液腫瘤科醫師也說明，如果全血球低下的情形若是沒有改善，可能需要安排骨髓穿刺取樣術，來做鑑別診斷。

全血球減少症，補充維生素B_6改善

阿振住院後，其實沒有再接受任何的化學治療，但是血液檢查的追蹤，發現白血球的數值卻是越來越低。在等待葉酸以及維生素B_{12}的抽血報告出來的那幾天，因為只知道有白血球及全血球低下情形，還不知道確切的原因，外科醫師每當要跟家屬解釋追蹤白血球的數值的時候，心中的壓力其實也是很大。

醫師其實有時候比家屬更希望快點找到原因，讓患者趕快變得更健康、變得更

有活力。但是幾天之後，抽血檢查的報告顯示血液的鐵蛋白、葉酸以及維生素 B_{12} 都沒有缺乏的現象。外科主治醫師跟患者及家屬解釋，如果血球再一直低下去，可能就需要安排比較具有侵入性的檢查——骨髓穿刺取樣術。

由於住院時的血糖並不穩定，會忽高忽低，血糖波動很大。外科醫師會診了新陳代謝科醫師調整血糖用藥。醫師查閱了患者的血糖波動外，也注意到了患者有全血球低下的情形。在詳細了解患者的病史，以及做完身體檢查後，新陳代謝科醫師建議除了要調整血糖用藥外，要再安排抽血排除維生素 B_6 缺乏的可能性，如果抽血檢驗顯示維生素 B_6 不足的話，需要額外補充維生素 B_6，或者可以跟血液腫瘤科醫師討論，是否要直接補充維生素 B_6。

外科醫師跟血液腫瘤科醫師討論後，決定先補充維生素 B_6。沒有想到，血液中的白血球、紅血球，以及血小板的數量開始穩定地上升，最後因為全血球低下的情形有了明顯的改善，外科醫師就沒有再安排骨髓穿刺取樣術了。

不「藥」可解
武龍醫師的營養診療室

接受小腸手術者，需注意維生素B6缺乏

缺乏營養素鋅、銅、鐵、葉酸以及維生素B6、B12都會造成全血球低下症。缺乏維生素B6可能會有貧血、全血球低下、胃炎、舌炎、周邊神經發炎或是癲癇的症狀。

維生素B6主要是在近端小腸的位置吸收，所以如果有接受任何手術切除到這一位置的小腸，患者的維生素B6吸收會變差，患者在術後的一段時間後，就有可能會有維生素B6缺乏的症狀產生。所以有接受減重手術、胰臟癌手術，以及腸胃道手術的人，都要注意是否有維生素B6缺乏的情形。孕婦如果懷孕中貧血，一般會先考慮是缺鐵性貧血。不過日本的醫學研究指出，維生素B6缺乏也可能會是孕婦貧血的原因之一【註24】。

如果有慢性腎病變的人，造血機能會受損，所以除了營養評估外，也要注意患者是否有慢性腎病變或是腎功能受損的跡象。一般要檢查腎臟功能，會抽血檢驗肌酸酐（Creatinine），血液肌酸酐的數值越高，代表腎功能越差。

註24　M. Hisano et al., "Vitamin B6 deficiency and anemia in pregnancy," Eur J Clin Nutr. 2010 Feb;64(2):221-3.

營養自救筆記

缺少這三種營養素，皆會造成全血球低下

血液的維生素B_6濃度參考區間為8.7～27.2 μg/L。一般血球的抽血檢驗中，有個項目叫做平均紅血球體積（mean corpuscular volume, MCV）。平均紅血球體積指的就是人體單個紅血球的平均體積，一般正常的數值為80～94 fL。如果貧血的人MCV<80 fL，稱之為「小血球性貧血」（microcytic anemia）。若是MCV>94 fL，稱之為「巨大細胞型貧血」（Megaloblastic Anemia）。

一般而言，小血球性貧血常見的原因是缺鐵或地中海型貧血，而巨大細胞型貧血常見的原因是缺乏葉酸或維生素B_{12}，但是有多重營養素缺乏的時候，即使是平均紅血球體積在正常範圍內，也不能排除有缺鐵或是缺乏葉酸或維生素B_{12}。維生素B_6缺乏造成的貧血，不一定是巨大細胞型貧血或是小血球性貧血，要正確排除維生素B_6缺乏，需要安排抽血檢驗維生素B_6的血液濃度。

全血球低下其實就是同時有白血球、紅血球，跟血小板的數量偏

營養自救筆記

缺少這三種營養素，皆會造成全血球低下

低的情形。全血球低下的原因主要有製造減少、破壞增加、脾臟功能亢進等原因。例如有嚴重敗血症感染或免疫性疾病時，因為血球被破壞，會導致全血球低下。營養素不足，缺乏葉酸、維生素B_6或維生素B_{12}都可能會造成全血球低下。

缺「銅」離子也會造成全血球低下，但是有時候是因為身體的「鋅」離子過多，而造成「銅」離子下濃度下降造成的【註25】。因此，雖然「鋅」是人體需要的微量營養素，但是也不能攝取過多。

可參閱 Chapter 4「04 懷孕中遇癲癇發作，出了什麼錯？」（第二〇九頁），關於維生素B_6每日的建議攝取量及食物列表。

註25　A. A. Gabreyes et al., "Hypocupremia associated cytopenia and myelopathy: a national retrospective review," Eur J Haematol. 2013 Jan;90(1):1-9.

06

流血流得像瀑布，凝血功能異常

補習班上課時，小琪的注意力變得很難集中，下課後，自己也發現幾乎記不住。

因為已經影響到工作與唸書了，前去婦診科門診就醫，雖然發現有子宮肌瘤，不過醫師覺得應該不至於導致大量經血……。

大學剛畢業的小琪，因為嚮往著公務人員的工作與生活，大學一畢業，沒有考研究所，反而是一邊工作，一邊準備高普考。

剛開始工作的時候，因為是新人，老闆跟主管交付的工作與任務都比較簡單，下班後還有精神去補習班上課準備考試，但是隨著工作時間及經驗累積，老闆跟主管託付的工作越來越多，也越來越耗費精神體力，常常到了下班時間，整個人就累壞了，很難集中精神上課。

工作補習兩頭燒，經血量大導致頭暈

後來，補習班上課前，小琪習慣都會喝一瓶咖啡或能量飲料提神，有時候下班比較晚，為了要準備到補習班聽課，下班沒有吃晚餐就直奔補習班而去。因為兼顧工作跟讀書考試的壓力很大，再加上飲食不正常，常常一天只吃一餐或兩餐而已。

小琪才上班三個月，就瘦了三公斤，月經通常在月初的時候會來，也不會有明顯的疼痛或大量經血。沒想到在工作第四個月的月初，正值領薪水開心的時候，她的月經經血突然變得很多，每三個小時就要換一片衛生棉，出血量大到小琪從辦公室椅子上起身的時候，常常都會頭暈一陣子，才會慢慢好轉。

補習班上課時的注意力變得很難集中，老師上課上的內容，下課後，自己也發現幾乎記不住。因為已經影響到工作與唸書了，小琪前去婦產科門診就醫，醫師仔細檢查了她的狀況，雖然發現有子宮肌瘤，不過醫師覺得應該不至於導致大量經血。

凝血因子低，補充維生素 K 治療

不過，由於血液檢查發現小琪有貧血的狀況，而且鐵蛋白濃度偏低。醫師開立了鐵劑給小琪服用，服用鐵劑後，貧血跟頭暈的症狀有逐漸改善，上班跟上課時的注意力也比較集中。然而，在離高普考的前一個月，小琪的月經經血似乎比之前的

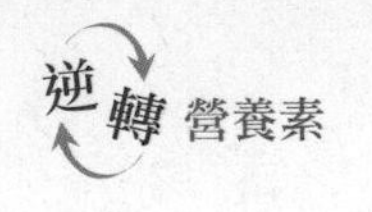

量還多，甚至因為經血過多導致的貧血，連坐著都會常常頭暈。

因為這次的症狀更為嚴重，婦產科醫師檢查過後，因為小琪並沒有嚴重的婦科問題，所以建議轉介至內科門診做評估。她接受了甲狀腺功能及凝血功能的檢查，檢查結果發現甲狀腺功能正常，但是小琪的凝血功能異常，凝血時間比正常人還要長，也就是說如果有出血的情形，小琪的身體很不容易止血凝固。

凝血檢測也發現凝血因子II、VII、IX、X偏低，由於懷疑維生素K缺乏，醫師開立了維生素K補充。小琪補充後，大量經血的症狀沒有再出現了，而凝血功能的檢測也都回到正常值。最開心的是，工作跟唸書的注意力也都恢復了，讓她能夠好好的準備高普考。

不「藥」可解
武龍醫師的營養診療室

凝血功能與骨質疏鬆，與維生素 K 有關

常見的很多婦科問題（例如：子宮肌瘤）會造成陰道出血或經血過多的症狀。一般會先到婦產科做內診、陰道鏡或超音波檢查。若是一直無法改善而且經血非常多的人，要考慮篩檢是否有甲狀腺機能低下，或是凝血功能異常的疾病【註26】。

維生素 K 為凝血因子 II、VII、IX、X 的輔因子（cofactor）。維生素 K 缺乏時，凝血因子 II、VII、IX、X 也會缺乏，人體的凝血機能會受損，造成容易肢體淤血、出血或傷口流血不止的症狀。嬰兒在出生不久後，若是有維生素 K 缺乏的問題，可能會有臉色蒼白、血便、血尿或是其它出血的症狀，嚴重甚至可能會腦出血。維生素 K 除了跟凝血功能有關之外，也跟骨骼發育、骨質疏鬆有關，若是有骨質疏

鬆的人，也要注意平日的維生素K，是否攝取不足。

維生素K除了可以從飲食攝取之外，人體腸道的細菌也會合成維生素K，不過總量不足夠完全供應人體使用。由於人體每日所需要的維生素K並不多，所以在一般營養均衡的成人很少有缺乏問題。不過，長時間營養不均衡、有腸道疾病、長時間使用靜脈營養、廣效型抗生素，以及抗凝血劑的人，有可能會發生維生素K缺乏的症狀【註27】。

但是要注意一點，服用較高劑量的維生素E，會降低體中維生素K濃度。有些機能飲料或是營養補充品含有維生素E，若是身體常補充這些飲料或補充品，平日飲食又沒有攝取富含維生素K的食物，就有可能使身體中的維生素K缺乏【註28】【註29】。

難透過胎盤提供，新生兒恐出血

新生兒維生素K缺乏的原因，來自於外來攝取維生素K不足，以及內生性產生維生素K不夠。新生兒出生後，腸道內的細菌尚未大量繁殖，細菌在體內合成的維生素K會很少，再加上孕婦體中的維生素K不容易透過胎盤到達胎兒體內，新生兒出生時體內的儲存量會有不足的風險。因此新生兒出生後第一個星期會有出血的危險，有可能腦出血或肢體出血，很多國家會在嬰兒出生後，施打維生素K預防嬰兒身體出血或腦出血的併發症【註30】。

註26　P. A. Kouides, "Bleeding symptom assessment and hemostasis evaluation of menorrhagia," Curr Opin Hematol. 2008 Sep;15(5):465-72.

註27　G. Lippi and M. Franchin, "Vitamin K in neonates: facts and myths," Blood Transfus. 2011 Jan; 9(1): 4–9.

註28　S. L. Booth et al., "Effect of vitamin E supplementation on vitamin K status in adults with normal coagulation status," Am J ClinNutr. 2004 Jul;80(1):143-8.

註29　M. G. Traber, "Vitamin E and K interactions--a 50-year-old problem," Nutr Rev. 2008 Nov;66(11):624-9.

註30　同註27。

營養自救筆記

凝血功能問題，可檢驗PT、PTT

維生素K群包含了葉綠醌（Phylloquinone，也稱為維生素K_1）、甲萘醌（Menaquinone，維生素K_2），以及其它的化合物。

一般人體中的維生素K儲存量極少，通常不會直接抽血驗維生素K濃度，如果真要檢驗，會考慮用間接方式，例如：羧化不全骨鈣素（undercarboxylated osteocalcin, ucOC）、維生素K缺乏或阻抗劑－II所誘導蛋白（Protein induced by Vitamin K absence or antagonists-II, PIVKA-II）。若是人體的維生素K缺乏，ucOC或PIVKA-II會上升，不過這類檢驗，一般醫療單位不容易有。凝血功能的相關檢驗有血小板濃度跟出血時間（Bleeding Time, BT）、凝血酶原時間（prothrombin time, PT）、部分凝血酶原時間（partial thromboplastin time, PTT）跟凝血因子。如果懷疑是凝血功能造成出血問題，通常可檢驗PT、PTT。由於維生素K為凝血因子II、VII、IX、X的輔因子（cofactor），若是維生素K缺乏，上述凝血因子的濃度也會偏低。

依據國人膳食營養素參考攝取量修訂第七版（Dietary Reference Intakes），維生素K營養建議攝取量：

年齡	微克（μg）
0～6月	2.0
7～12月	2.5
1～3歲	30
4～6歲	55
7～9歲	55
10～12歲	60

年齡	微克（μg）
13～15歲	75
16～18歲	75
19～30歲	男：120 女：90
31～50歲	男：120 女：90
51～70歲	男：120 女：90
71歲～	男：120 女：90

懷孕	微克（μg）
第一期	+0
第二期	+0
第三期	+0
哺乳期	+0

※表中標明AI者為足夠攝取量（Adequate Intakes），未標示者為建議攝取量RDA（recommended daily allowance）。

◆**含維生素 K 較高的食物**（每一百克含量大於四十微克）：

維生素 K 可以從植物性的食物中或植物油獲得。含維生素 K 較高的食物，有莧菜、青江菜、菠菜、地瓜葉、裙帶菜、紫菜、小松菜、花椰菜、高麗菜、萵苣、油菜籽油、橄欖油、大豆油、腰豆和黑納豆。

國家圖書館出版品預行編目（CIP）資料

逆轉營養素：營養應用醫學診療室，調理改善大小毛病的控糖筆記 / 莊武龍作 . -- 第一版 . -- 臺北市：博思智庫，民 108.07
面；公分
ISBN 978-986-97085-8-6(平裝)
1. 營養學

411.3 108007985

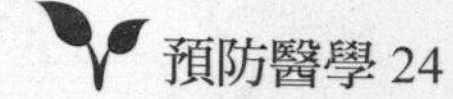

預防醫學 24

逆轉營養素
營養應用醫學診療室，調理改善大小毛病的控糖筆記

作　　者 | 莊武龍
主　　編 | 吳翔逸
執行編輯 | 陳映羽
設計主任 | 蔡雅芬

發 行 人 | 黃輝煌
社　　長 | 蕭艷秋
財務顧問 | 蕭聰傑
出 版 者 | 博思智庫股份有限公司
地　　址 | 104 台北市中山區松江路 206 號 14 樓之 4
電　　話 | (02) 25623277
傳　　真 | (02) 25632892

總 代 理 | 聯合發行股份有限公司
電　　話 | (02)29178022
傳　　真 | (02)29156275

印　　製 | 永光彩色印刷股份有限公司
定　　價 | 350 元
第一版第一刷　中華民國 108 年 07 月

ISBN 978-986-97085-8-6

博思智庫股份有限公司
博思智庫粉絲團　Facebook.com/broadthinktank